112天的媽媽

謝謝妳，
讓我們更勇敢的活著

清水 健

楊毓瑩／譯

112日間のママ

感動推薦

「讀了清水健書寫妻子奈緒，兩人從戀愛、結婚、懷孕生子，在懷孕過程中發現罹患三陰性乳癌，癌症從沒有擴散到瞬間惡化而逝世，奈緒只當了一百一十二日的媽媽，這個家的完整也只維持了一百一十二日，自此奈緒的缺席也成了清水健的遺憾。

透過清水健的書寫，可以看到奈緒面對癌症的堅強，讀著此書也讓我想起抗癌的日子，歷歷在目卻又有點模糊，太過相似的我們，努力去對抗與改寫自己的命運，但有時也不得不臣服於命運，但願我們都能跟奈緒一樣，留下愛與勇敢，也祝願愛著我們的人，能帶著這份愛前行。」

——時尚勵志作家　吳姵翎

「經過客廳裝飾櫃，我每每望著一張張兒子們小時候的照片出神，心裡總有千萬個感嘆：為什麼一個個圓嘟嘟小肥肉就這麼長大了？短短的十幾年哪足夠？更何況只有一百一十二天？

對清水健與奈緒來說，適應新生兒的到來、抱怨命運的殘酷都不再是重點，只有抓緊分分秒秒，好好的相伴！但清水健的苦，更在於短暫相伴之後的跌落與空虛。一個年輕的爸爸是要有多麼堅強，才能在夜深人靜時承受獨自擁抱兒子的孤寂啊！想到這兒，我還能把時間浪擲在生氣、冷戰與敵對之上嗎？」

——親職作家 **彭菊仙**

推薦序

朱為民
台中榮民總醫院職業醫學科
家庭醫學部主治醫師

我是一位安寧緩和醫師，每天陪伴許多末期病患度過生命中的最後一程。他們之中，有癌症的，也有非癌症的。不同疾病，症狀、病程都不一樣。

在各式各樣的疾病中，每每照顧乳癌病人，總是令我印象深刻。因為乳癌病人，常見有以下三個特色：平均患病年紀較輕、治療會造成外觀的改變、病情嚴重程度差異大。

平均患病年紀較輕

「對不起，我生病了。」就如同本書的主角奈緒，在二十九歲就被診斷出乳癌。不像其他許多癌症，總是要在人生晚期才會侵犯老後的生活，有許多的乳癌發生在年輕人。特別是二十五～三十四歲的年紀的女性，必須要扮演社會許多重要角色，如妻子、母親、職場中堅幹部……等。這時突然罹患重病，對自己、家人、職場、社會來說，都是沉重的打擊。

治療會造成外觀的改變

奈緒接受的是「全乳房切除手術」，這代表她必須要承受，除了外觀劇烈改變的壓力之外，還必須要接受在生產之後無法親自哺餵母乳的功能限制。「二十九歲，即將為人母，奈緒該有多不甘心。」短短幾個字，道盡了一個年輕女性即將要面對的人生。

病情嚴重程度差異大

「奈緒的乳癌是三陰性乳癌，這是五種亞型中，惡性程度最高，且生長快速的類型。」乳癌不同的分型，侵襲程度和預後差異很大，也是使得乳癌患者在一開始診斷後的心理調適方向就不一樣。若是像奈緒這樣的癌症類型，不僅治療困難反應較不好，而且很容易轉移到其他身體器官。

面對乳癌病人，除了病人身體與心理的受苦之外，我們往往也看到家人之間承受的壓力和痛苦。正如同本書的作者，奈緒的先生，我想他的心理壓力並不會比病人少，但是很多時候，絕大多數的注意力都會集中在病人身上。

因此，看到這本書，我的內心非常感動。照顧乳癌病人本來就不容易，要面對至親的逝去更加困難。但是作者清水建卻用非常真誠的角度，記錄他與妻子相處的最後一百一十二天，格外動人。

閱讀這本書，除了感受到作者與妻子和家人彼此的至愛之外，更可以學習到，面對人生沉重的打擊，我們應該如何自處？我們又該如何面對至親的離開？我想，最重要的，也許正如作者在書的最後提出的問題：「陪伴的意義是什麼？」

他給了我們他的答案：「一起相信未來，共同活在當下。」

誠摯向大家推薦這本書。

目錄

第1章 — 從相遇到結婚

她幫我打理造型的時候，我不禁很自然地攀談。
「今天的播報應該會順利吧。」
奈緒露出一抹微笑。「一定沒有問題。」

第2章 — 懷孕初期即發現乳癌

「如果妳復發了，就變成我必須獨自扶養小孩長大。」
我忘不了她聽到這句話時的表情。
這是她第一次在我面前露出這種表情。

第3章

與病魔纏鬥。在竹富島的最後一趟旅行

Kondoi 海灘上，只有我們三個人。
奈緒、我還有兒子。被我們獨占的海灘。
「好吧，我們來以海為背景，拍張一三口的合照。」

我設定好自拍秒數。按下快門。
拍下幸福的頃刻。
將這一「頃刻」永遠留存在照片裡。

第4章 — 緊急住院。最後的道別

凌晨三點。我再也看不下去。
於心不忍。
身為奈緒的丈夫，不忍她如此痛苦。
而身為孩子的爸爸，
也不希望兒子看到媽媽被病痛折磨的樣子。

第5章 —— 回歸節目

但是，奈緒真正的感受是什麼？
應該很害怕。很痛苦。或許也很想大哭。
那我們就一起懊悔地哭，偶爾大吼發洩情緒。
一起大喊我很害怕。

前言

這本書是奈緒與兒子和我一起活過的證據。

這本書（日文版P.19）封面使用的照片，拍攝於二〇一四年年底，我們全家去竹富島（沖繩）旅行的時候。

當時奈緒因抗癌藥物的副作用，承受著相當大的痛苦。原本打算取消行程，但她的身體在那段期間「奇蹟式」地好轉，所以我們便照原訂計畫出發，展開親子三人的小旅行……。

抵達竹富島的奈緒，直喊著太陽和陽光反射讓她「眼睛張不開」。她有多少個月不曾站在陽光底下了呢？自從住院治療癌症後，每天面對的都是病房和家裡的燈光。然而，刺眼陽光下的她，臉上散發出煦煦光芒。

我按下快門。努力記錄沿途上的所有快樂。我真的很想相信，這絕對不是最後一次的家族旅行。但那時候的我，其實是抱著不留一絲遺憾的想法，拍下「此時此刻的奈緒」和「當了母親的奈緒」。我希望能告訴孩子，「媽媽很愛你喔，媽媽是這麼溫柔的人」。

奈緒神情溫柔，滿臉愛意地將兒子抱在懷裡。現在想起來，能將這幸福的「頃刻」保存在照片裡，未來與兒子一起分享，真的很幸運……。

老實說，當時奈緒的體力已經虛弱到難以步行的地步。但是，她還是使勁地站起來並抱著兒子。身形消瘦、臉也因為抗癌藥物的關係變得浮腫。儘管如此，我找不到任何一張她露出痛苦神色或厭煩表情的照片。真的一張也沒有。

如此強韌的奈緒，如此柔和的奈緒。
奈緒留下這張照片的一個月後，便從我們身邊消失。
她總共當了一百一十二天的母親。
但我忘不了她的「溫暖」，一輩子都不可能忘記。

而那時候望著海的奈緒，又在想些什麼呢……？

我記錄了奈緒與病魔的搏鬥過程……。
如果說我從來沒有猶豫過該不該寫這本書，那絕對是騙人的。
與奈緒生活的「時間」、與我們摯愛的兒子度過的「三人時光」是獨一無二，且難以用言語形容的無價之寶。

但說來有點慚愧，我是在自己面臨這種處境的時候，才發現原來有很多人也為了生存正與病魔拔河，或者在各種嚴苛的困境中奮鬥。

我能為他們做些什麼？老實說我不曉得。
時間加劇了我的悲傷和悔恨。
我曾經不停哭泣、陷入回憶，無法振作往前走。
然而，這樣的清水健，或許能為你燃起生命的曙光……。

奈緒逝世後一年……。
二〇一五年十二月二十五日，我播報完「關西情報網 ten.」（簡稱 ten.，かんさい情報ネット ten）年底最後一集後，跟去年一樣躲在沒人的地方獨自流淚。哭不是因為「情緒激動」、「變化」或「努力撐了過來」……。但我對自己說，希望這個「眼淚的意義」和去年「不一樣」，我擦去淚水，回到人前。儘管疲弱，總算還是堅強地活過來。那我究竟哭些什麼……。我彷彿聽到妻子對我說「別壓抑自己的情感」。但是，「也不能讓別人擔心喔」。

事情發生後，有很多人替我擔心，給我溫暖和鼓勵。真的有很多人為我加油打氣……。說再多次「謝謝」都難以回報。

走過這段歷程的我，希望將記錄下我與妻子奈緒的奮鬥過程，激勵每一個人「往前邁進」……，藉此來「回報」大家對我們的關心。

這是我目前能做的事。

是我現在的責任。

也是我有能力付出的地方。

這是奈緒的主治醫師寄來的其中一封信。

「對於奈緒的癌細胞已經轉移到肝臟，我感到相當遺憾。但你們的『兒子』還在奈緒肚子裡的時候，一定也默默地守護著你們。更令人不捨的是，以那時候的狀況來講，即使決定放棄小孩，專心治療乳癌，也很難延長存活時間。因此，奈緒能順利生下孩子、成為母親，真的是『奇蹟』，歷經為人父母的喜悅，實屬幸福。」

我不確定這是否真的算幸福。不，我不必去懂。

因為，我與奈緒共同孕育的「寶貝」，現在就在我身邊。

我想奈緒明白「自己所剩的時間不多」。所以她有再多痛苦、不甘、害怕、不安，也堅持要「三個人一起生活」，不曾放棄過任何希望，一直守護著這個「家」。

奈緒從來不說「我很努力」這句話。因為對她來講，努力是稀鬆平常的事，不足以掛在嘴邊。

奈緒將「母親的偉大」和「生命的溫潤」託付給我，由我守護並傳遞出去……。

奈緒是我的妻子，本書記錄了「決定三人一起生活」的她，如何抵抗病魔。這本書是奈緒與兒子和我生活過的證據。

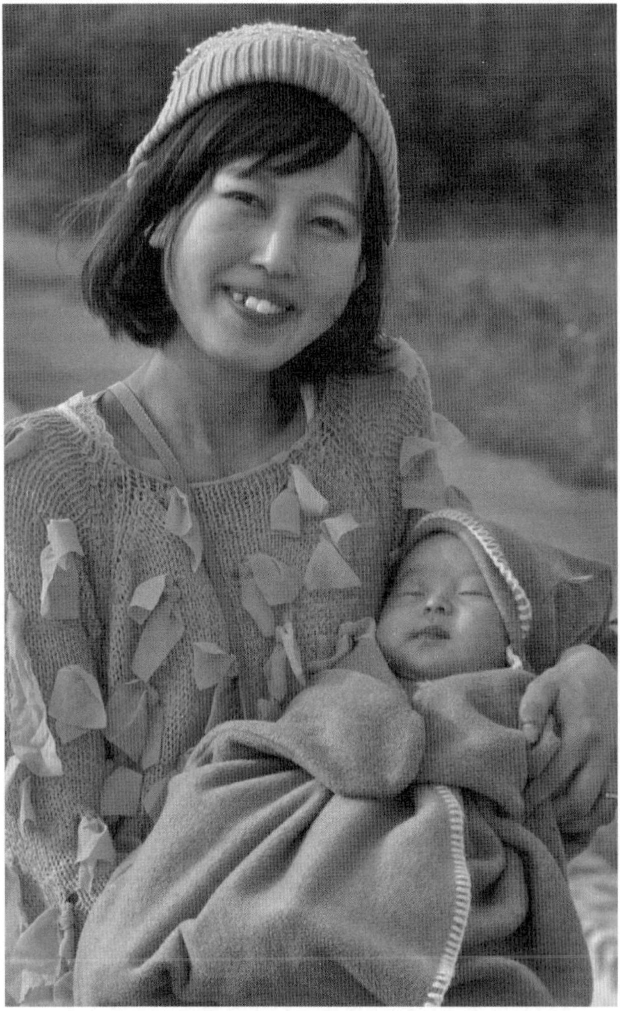

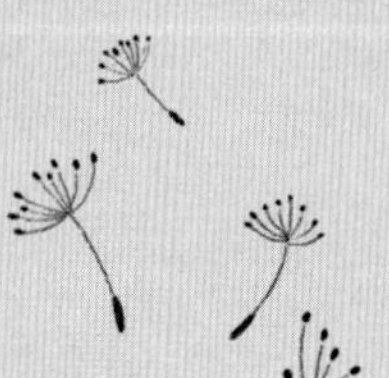

第1章

從相遇到結婚

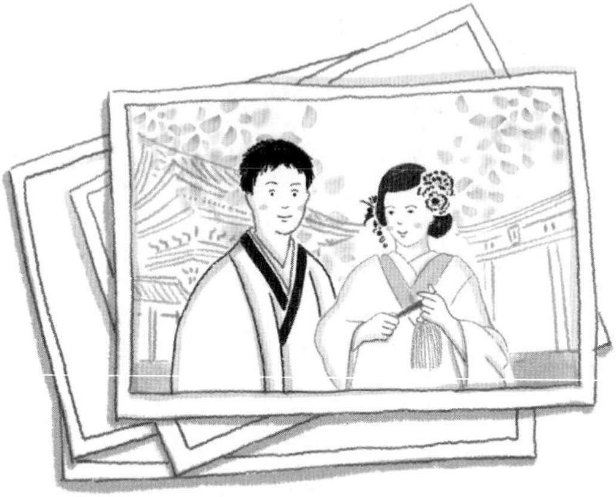

——

她幫我打理造型的時候，我不禁很自然地攀談。

「今天的播報應該會順利吧。」

奈緒露出一抹微笑，「一定沒有問題。」

從綜藝節目轉戰新聞播報

我和奈緒是因為「關西情報網ten.」（簡稱ten.）這個節目而結緣。二〇〇九年三月三十日，晚間新聞節目「ten.」開播。這是我進入讀賣電視台後，第一次主持帶狀的新聞節目。

過去我主要參加娛樂節目，播報新聞節目等於是探索全新領域的大好機會，但同時也令我感到不安。

而有一位女性恰巧能緩解我不安的情緒，她正是後來與我結為連理的奈緒。

連我都覺得自己當主播似乎缺乏說服力。

其他電視台都是四十幾歲、五十幾歲的資深主播，而我不過是三十幾歲中段班的菜鳥。

晚間時段的觀眾，以五十幾歲以上的女性和五十幾歲以上的男性為主。

「小伙子裝得一副很了不起的樣子。」

「娛樂節目出來的傢伙，會唸新聞嗎？」

「清健真的行嗎？」

我也知道有人在我背後說這些閒話。

終於到了正式上場的時候。

每天早上八點前上班，把主要報紙、財經報紙、體育新聞全部看過一遍。從一踏進公司開始到播報結束，都要維持大腦全速運轉。不斷討論、彙整評論等，做好各種準備迎戰現場直播。

下午兩點，開始梳妝和換衣服。這是讓我心情平靜下來的重要時間。

接著，下午四點四十七分開始播報新聞。一直到晚上七點結束前，一刻都不能掉以輕心。

回到家後，繼續進行「一個人的檢討大會」。仔細回顧當天的錄影，觀察自己的表現。

檢討自己說的每一句話，為隔天的播報做好準備。每天重複做這些事。

二〇一一年九月起，我擔綱主持人一角。

「ten.」分為一部和二部兩個時段，無論是哪個時段，我都希望能以主持人的身分，帶領多位來賓與觀眾一起思考，讓節目更貼近觀眾。

我也可以敷衍了事。但我背負著一百位以上員工的心血。我不過是代表他們坐在螢光幕前罷了。

「我不想看清水健主持的節目。」

如果觀眾因為這樣而轉台，等於白費了員工的心血和努力。我選擇耿直、不顧一切地做好節目。只有這麼做才能對得起幕後的工作人員。

很幸運地，隔年第二部的收視率就勇奪第一，並穩坐第一名的寶座。第一部的收視率也在新聞類節目中居冠。這當然是值得開心的事，但越多人收看節目，也為我帶來相當大的壓力。

露出弱點也沒差

對於轉換跑道到新聞節目的我來說，梳化和打理造型的時間非常珍貴。節目開始前三、四個小時，是我最緊張的時候，提心吊膽的感覺常常揮之不去。有時候會覺得「今天慘了」，也有心情很差的時候。除此之外，偶爾也會想要躲在自己的世界裡，隔絕周遭所有的聲音。總之，就是想專心做自己的事。我藉由梳化的時間，沉澱自己的心情，準備上戰場。

奈緒當時是造型師的助理之一。那時候的她只有二十四歲。

出生於大阪，高中畢業後就讀整體造型專門學校，畢業後跟著造型師學習。當時她剛擔任助理不久。

週一到週五，我們平日每天都會見到面。

每天梳化時，雖然我們會說上一兩句話或聊天，但我並不是一開始就特別注意她。

當時對我來講，她只是眾多員工之一。這樣講好了，實在因為太緊張了，所以根本無法分心去注意周遭的人事物。

就這樣又過了半年吧。奈緒從助理升成我的造型師。

「你今天看起來有點累。」

我是從什麼時候開始在意起這句話的呢？說「在意」可能不太正確。我不是在意，而是發現出自於奈緒口中的這句話，能舒緩我緊繃的情緒。讓我的心情瞬間變暢快。

然而，我不想和任何人說話、只想躲在自己的殼裡的時候，奈緒絕對不會說話打擾我。

我相當清楚自己不能再以過去的「清健」形象播報新聞。主播必須建立觀眾的信任感。所以該怎麼改變？……，我必須比所有人都認真學習、前往現場採訪等。

我不但要讓觀眾看到「清水變得更穩健了」，也要獲得員工和新聞記者的信賴。該怎麼建立他們對我的信任感……？我想，只要做我應該做的事就可以。

主播不是什麼了不起的工作。我認為能否踏實做好分內的工作相當重要。因此，即使我今天過得再不順，上台前還是會閱讀完所有的新聞，或者即便今晚很睏，照樣會做完「一個人的檢討大會」的例行公事。

為什麼？因為不做的話，我不能安心。

尤其剛開始擔任主播的時候（現在也是），我每天都憂心忡忡，經常失眠。那段期間，不安的程度偶爾甚至會飆高五倍、十倍。

例如，今天橋下徹大阪市長（時任）來上節目時，就讓我的恐懼倍增。況且，這還是五小時、六小時的特別節目，更是令我感到焦慮。

我能順利和橋下市長對談嗎……？我能好好「分配」這五、六個小時，把有用的資訊傳達給觀眾嗎？當然，我不可能對記者或員工說出內心的恐懼。那麼，我到底能向誰吐露真心話？沒錯，就是這麼一回事。

她幫我打理造型的時候，我不禁很自然地攀談。

「今天的播報應該會順利吧。」

奈緒露出一抹微笑。

「一定沒有問題。」

在她面前我就是藏不住。我交往過幾個女朋友，或許是我愛耍酷吧，我無法在歷任女友面前展現自己的弱點。想撒嬌，卻做不到。

但奈緒不一樣。

這是我第一次覺得「可以讓別人看到自己的弱點」。

她就算看到了我的弱點，也還是用溫暖的心包圍著我。

梳化的時間，理所當然變成我的療癒時光。

我將手臂穿過西裝袖子後，奈緒繼續幫我打好領帶。

奈緒在我的日常生活中，占了很大一部分。

第一次約會

我們第一次約會又是什麼時候？

我記得是我擔綱主持人之前。

「為了謝謝妳平日的照顧，我想請妳吃頓飯，妳覺得呢？」

「好啊，謝謝。」

奈緒露出一貫的笑容，答應我的邀約。

雖然約她吃飯是為了謝謝她，但一起用餐的氣氛非常舒服。奈緒邊吃著廣島燒，邊說「好喔」、「對啊」，回應我的話。我們並沒有話匣子大開，但就是覺得很合得來，非常奇特的經驗，明明是第一次約會。

後來我陸續約她吃過幾次飯，在聊天時問了她。

「我們交往吧？」

「好。如果你不嫌棄的話。」

奈緒的臉上依舊掛著招牌笑容，點點頭。

即使我們成為男女朋友，奈緒的態度始終如一。

我沒有打算對外隱瞞，不過奈緒連父母和公司同事都沒講。所以，最後只有跟我交情比較好的藝人、公司同仁等十幾個人，知道我們的關係。

我根本不在意別人怎麼說，不過奈緒的想法和我不一樣。

她說，可能有人會說「清水健主播對女員工下手」。就算我們不是那種會遭到指指點點的關係，但謠言有時就是會變得很難聽。

她不希望自己成為對方的包袱。

我想奈緒是這麼為我著想的。

不想拖累我。

她一定是抱持這樣的態度和我交往。

不希望造成我的困擾。不想傷害我。

所以，她從不主動對別人提起「我們在交往」，也沒說過「帶我去這裡」、「我想幹嘛」或「我要這個」等。更別說「我不要」、「我不想」等語氣強硬的話了，我一次都沒聽過。

而且，奈緒秉持身為「造型師」的初衷與信念。

對奈緒來講，造型師是「幕後人員」。造型師的任務是用自己的雙手，讓藝人、模特兒在舞台上看起來更耀眼，閃閃發光。她完全不想搶鋒頭。幕後人員只要站在幕後，專心支持螢光幕前的藝人就好。這就是奈緒的工作態度。讓別人發光發亮，就是她最大的快樂。

自從我們開始交往後，我跟她表明很多次「不必刻意對別人隱瞞我們交往的事實，」但她都只笑著點頭說「好」。

奈緒果然堅持做自己。她始終在背後支持著我。

我試圖回想我們之間的對話，但其實我們聊的並不多。由於主播工作的緣故，大部分的人會以為我很愛說話，不過我私底下話很少。我當然不是討厭聊天，但前幾任女友經常逼問我「你為什麼都不跟我聊天？」、「你可以把感覺和想法都告訴我啊」。

二〇一一年秋天，我們規劃了兩個人交往後的第一次單獨旅行。

地點是奄美大島。選擇這裡沒有特殊原因，單純因為奈緒怕冷，所以才想說「去暖和一點的地方」。

我們也沒安排特別的行程，坐在海岸邊，肩並肩看著奄美的海洋，「海風真舒服。」

「對啊。」

「海好漂亮。」

「是啊。」

就只是靜靜坐著，沒說太多話。

無論是去過多次的韓國旅行，或到大阪當地的金剛山約會，即使沒有太多交談，我還是覺得非常快樂、愉悅，與奈緒相處的時間，逐漸變成我日常生活中不可或缺的部分。

與奈緒一起真心享受兩人的獨處時光。

轉頭望向身旁的奈緒，她一跟我對到眼，便會回以燦爛笑容。

就這樣一起看著眼前相同的景色、聞著一樣的味道，度過愉快的時光。

「你一定可以」

奈緒到我家的時候，態度依舊沒變。某天工作結束後，我們一起回到我家。我開始做自己的例行公事——回顧當天的播報表現。

奈緒在旁邊安靜地陪我看完。

「妳覺得怎麼樣？」

「嗯，很好啊。」

奈緒的笑容，有一股救贖我的力量。

有些人會希望對方直接說出意見。

但那時候的我，快被壓力壓得喘不過氣，老是覺得焦慮不安。就像緊繃的弦，隨時一扯就可能斷了。
我很清楚自己的表現，根本不到「很好」的程度。然而，心裡還是希望有人能用「很好」來肯定自己。我希望至少有一個人，可以真真實實地認同我。
「妳覺得怎麼樣？」
「嗯，很好啊。」
奈緒一定很瞭解我的心情。
她知道我希望她這麼說。
她一定也有覺得「這部分那樣做會更好」的地方。可是，她絕對不會說出口。反而每次都以一句「很好啊」，帶給我滿滿的勇氣。
奈緒在我們交往後我的第一次生日，送給我一張卡片。
上面寫著以下這段話，
「我相信『你一定可以』，
未來請繼續迎戰各種工作。

我會一直為你加油。

偶爾也要記得休息喔，和我一起。

奈緒」

隨著彼此交往越來越久、越來越熟之後，我開始經常向奈緒吐苦水。兩個人工作都很忙，一星期好不容易見一次面的時候，我也會擺臭臉。那時候的我，無暇顧慮到奈緒的心情。聽起來像是為自己找藉口，但總之我當時心思只放在自己身上。就算這樣，奈緒也從未擺過臉色給我看。她一樣笑著圍繞在我身邊，勾著我的手臂。我融化在她的溫柔中，喜歡對她撒嬌。

即使我怨東怨西、因工作不順而唉聲嘆氣，奈緒還是點點頭，說一聲「嗯。」

她不會回我「怎麼說？」也不會說「真的很討厭。」

只是點頭，淡淡地說一聲「嗯」。最後一定會再加上一句，「你一定可以」。

生日求婚

我們交往的第二年。

我開始想，主播歷練尚淺的我，目前適合結婚嗎？

也會思考，我真的適合奈緒嗎？

我們結婚會不會讓她加倍疲累？

但我也想過，交往兩年以來，我都沒給奈緒正式的名分。以她的個性來講，只要沒結婚，她就不會對任何人公開我們的關係。

決定了。結婚吧。

我這個人，一旦下定決心就不會輕易放棄。

會就讀中央大學也是這個緣故。我希望從事能讓「瞬間」停駐於人們心裡的工作。覺得主播相當符合這個條件的我，查到中央大學文學院的社會學系有大眾媒體課程，便決心朝主播這個目標邁進，並參加入學考試。

就職時也是如此。我加入體育會美式足球部的經歷，就當時而言對找工作非常有利。即使不選擇大眾媒體產業，發展也會不錯。但是，一心「想當主播！」的我，還是選擇挑戰媒體工作。

我下定決心就不會輕言放棄，無論這條路有多艱辛。

不，這一點都不帥，我只是害怕內心有所動搖，不喜歡一有風吹草動就煩惱個不停、鑽牛角尖的擔心「這樣真的好嗎？」，我充其量不過是個膽小鬼……。

決定結婚後，我便帶著奈緒到處參觀樣品屋，和她一起討論後，買下現在住的大樓。時間點是接近年底的十一月。

然後，到了隔年二〇一三年的三月十日。這天是奈緒二十八歲生日。

其實不必等到她生日，我大可在買新家的時候就求婚，但因為愛裝酷又害羞的本性跑出來，所以明明心裡打定主意，卻遲遲說不出口。奈緒的生日成了絕佳機會。

我預約了我們常光顧的餐廳，和奈緒一起吃飯。但我問她「想要什麼禮物？」，她卻說「不用買給我」。

奈緒是一名造型師。她當然熱愛時尚，一有空就拿出筆記和記事本畫洋裝的設計手稿等，衣櫃裡也掛滿衣服、包包、鞋子、帽子等。可是，她幾乎不買昂貴的品牌。我是不太懂時尚，不過她給我的感覺是，喜歡利用單品畫龍點睛，運用平價商品穿出自己的時尚風格。

「真的沒有想要的禮物嗎？還是跟我說一項妳喜歡的東西吧。」

無論我問幾遍，得到的回答都是「不用買給我」。

最後，我請餐廳幫忙端出驚喜蛋糕慶祝生日。回到家後，我自己準備了另一個真正的禮物。

「我會笑著為你承擔一半的辛勞」

我從信封中拿出對折的結婚證書。

「妳看。」

我說，把結婚證書遞給她。

「謝謝。」

奈緒顯得有點不知所措，但還是露出招牌笑容。

不過，她的神情似乎猶豫著「我真的適合嗎？」

「怎麼了啊。妳是我的唯一。」催她趕快簽名蓋章。

幾天後，我和奈緒一起去住吉大社問日子，寺方人員說：「五月十九日是空的。」所以我們就訂了那天的場地。

「嘿，五月十九日有空嗎？」

決定好婚禮的日子和場地後，我們便開始邀請父母和親朋好友。

我出生並成長於大阪堺市，從小過年過節都是到附近的住吉大社拜拜。我也曾經和奈緒在新年到這裡祈福，所以決定將婚禮辦在這裡，是我個人的小小堅持。三月求婚、五月辦婚禮，速度之快可能讓奈緒有點嚇到。但她還是說「好」點頭答應。

四月十九日，距離婚禮還有一個月。奈緒在我生日當天，寫了張卡片給我。交往後的每年生日，我一定會收到她的禮物。她寫著。

「你身上的沉重負擔，
我會笑著為你承擔一半。你一定可以！
未來的新娘」

她沒有強勢宣告「我要成為你的支柱」，而是寫下「我會為笑著你承擔一半的辛勞」，內斂卻堅定的一句話。

奈緒始終只想在「背後」支持我。

受邀出任市長競選

婚後的我變了。

過去，我只顧到自己，在職場上也曾經對員工提出不合理的要求、對他們大小聲。由於自己心情太緊繃，感覺被逼到走投無路，因此完全沒有心思替他人著想。因為精神緊繃，所以吹毛求疵、焦躁靜不下心。追求完美反而弄巧成拙。非常孩子氣。

但是，婚後和奈緒同住於一個屋簷下，她二十四小時都在我身邊。當然，我們各自有工作要忙，並不是真的無時無刻都在一起，但她卻帶給我截然不同的安心感。

結婚時，我們共同的約定之一是「彼此自在相處」。我不開心的時候就說不開心，奈緒不高興的時候，也要直接表達不高興的情緒。不必相互忍耐。

她永遠都笑著說「嗯」，到頭來，或許只有我自己完全沒有在壓抑。

無論是再相愛的人，一起生活後，都會發現彼此生活習慣的差異。這沒什麼好大驚小怪，畢竟幾十年來早已養成自己的生活方式。泡澡方式、吃飯方法、打掃方式等……。有些夫妻甚至會為了一點小小的差異而起爭執。不過，我和奈緒從來不曾為此吵架。例如，奈緒會觀察我怎麼折內褲，就算我沒有要求，她也會主動照我的方法折。

我知道自己吹毛求疵的個性很惹人厭，杯子有特定的擺法、書架上的書一定要擺正，否則會看不順眼、看到地上有頭髮會感到焦躁。奈緒遷就這樣的我，碗架上的杯子和盤子全都照我的方式擺放、家裡也打掃得一塵不染。外出時鞋子一定整齊地擺在玄關、我太累而隨便亂丟的襪子和衣服，隔天早上睡醒後，一定整整齊齊地掛在衣櫃。她自己工作再累，也不會忘記張羅我的食物；就算她因為加班而回來得晚，我只要一進門，都能看到豐盛的晚餐上桌。

稱讚自己的老婆「完美」，可能令人覺得在曬恩愛，不過，奈緒真的很完美。

「你身上的沉重負擔，我會笑著為你承擔一半」，奈緒用自己的方式，實現卡片上的承諾。

她不在的日子……，我才真正領會到這一點。

身邊有了奈緒這位如此理想的伴侶＝知己，二〇一三年七月，我的主播生涯和私生活，都有了嶄新的面貌。我上了新聞版面。

大阪維新會邀請我出馬競選即將於秋天舉行的堺市市長選舉。

我出生成長於堺市，在這裡學到很多，也喜愛這片土地，對堺市充滿愛和感謝。我熱愛堺市、大阪府以及關西，我一度因為「為堺市做事！」這句話而認真思考參選。

奈緒沒有表示「不行」或「可以試試看」。她只露出一貫的笑容說，「你的決定都是對的。」「無論如何我都會站在你這邊。」

最後，我心中出現一個想法。

一定要保護她。

所以，現在的我能為她做些什麼？現階段的我，不就是該做好主播的工作，播報新聞並帶領觀眾一起思考嗎？

受邀參選的當天，我當然照常去上班。大批媒體早就等著我出現，此時奈緒傳來訊說「還好嗎？」、「一起加油吧！別擔心。」奈緒是我最強的支柱，她的存在讓我感到無限安心。

還有，一直以來竭盡全力支援我的節目工作人員。這件事也為他們添了很多麻煩。即使我沒有答應參選，但受邀出馬競選是事實。就算被拔去主播職位也沒什麼好大驚小怪。

我必須做下去，並重新贏得眾人的信賴……。畢竟有這麼多人支持著我。

我不想辜負他們對我的期待——。波濤過後，我全力以赴做好主播的工作。

「對不起、不好意思、很抱歉」

二〇一三年五月十九日，我們在住吉大社舉辦婚禮，婚禮上僅邀請至親好友。如我前面所說，雖然好像在趕進度似地閃婚，但每個人都非常祝福我們，滿臉笑容。但，當然不可能只舉行婚禮。

由於長期以來受到很多人的照顧，我們決定在同年九月八日，舉辦婚宴表達感謝之意。

我生性害羞，而奈緒比我更內向害羞，通常會避免成為目光焦點，不過，為了她我還是想要高調盛大地舉辦婚宴。

主角是奈緒。

我希望婚宴散發出，奈緒是主角的氛圍。

我為此無所不用其極。邀請曾經共事過的圓廣志和同輩好友 ALCHEMIST 二人組，進行現場演奏表演。

圓廣志在職場上和私底下都對我相當照顧。我就是拜託「那個」圓廣志「唱現場」。他是唱紅《夢想花》等熱門歌的「大牌藝人」，目前仍活躍於關西的螢光幕前，幾乎每天都能在電視節目中看到他，工作非常忙碌。我很感謝他願意出席，不過他卻說是「為了你們，也只好答應了」。他到現在還是叫我「很會盧的清水」。由於正常的婚宴會讓我們兩個感覺尷尬，所以圓廣志和 ALCHEMIST 答應表演後，我便租下表演的場地。

圓廣志真的非常挺我，婚宴結束後一個半月，我參加第三屆大阪馬拉松大賽時，他親自作曲填詞為我寫了一首加油歌（「ten.」的片尾曲「跑吧，清健（走れシミケン」）。這也是為什麼他說我很盧的原因。這首歌的歌詞中寫著「年輕的戰士啊，脫去你的盔甲」。現在的我，究竟褪去「清水健」這個殼了嗎？

婚宴來了約五百人。

除了有同輩好友兼同事的前阪神虎隊球員赤星（憲廣），帶領大家舉杯祝賀之外，奧野史子①、西田光②、朴一③、搞笑組合Messenger的黑田有、Yanagibson等。除了演藝圈的朋友，真的有很多人都在百忙之中抽空而來。

當然，在週六早上的生活資訊節目「Assertiveness Paradise」（あさパラ！）中，和我合作七年、對我很好的High heel蘋果（Ringo）和桃子（モモコ），也都出席了婚宴。

譯注① 日本花式游泳選手。
譯注② 藝人。
譯注③ 經濟學家。

由於她們兩位（或許是我自以為），把我當兒子一樣疼愛，所以我也請她們當結婚證書的證人。

雖然我從來不向工作夥伴吐苦水，但 High heel 似乎早就看穿我的本性，知道我是那種一有不順就馬上跟老婆發牢騷的任性傢伙。

「雖然這傢伙很任性，但奈緒，他就拜託你照顧了。」這句話她們重複了好幾遍。

High heel 在婚宴上的致詞，就像一場即興的漫才④表演。

桃子：「清健、奈緒，恭喜你們結婚了。也恭喜兩方的家人和所有親朋好友。剛才清健的媽媽特別來跟我們打招呼，她說我兒子真的很膽小。」

蘋果：「對啊，她用膽小如鼠來形容吧。」

桃子：「沒錯。我就跟她說，我早就看出來了（笑）。」

蘋果：「……，我最常聽到他說對不起、對不起、不好意思、很抱歉、真的很抱歉，我只記得他老是把對不起掛在嘴邊，希望你可以過著不必道歉的日子。」

桃子：「沒錯。希望你和奈緒好好生活。」

蘋果：「怎麼講得好像清健已經劈腿一樣。」

桃子：「不用怕，奈緒，到時候我會揍扁他（笑）。」

蘋果：「如果他劈腿了，就來找我商量。我是離婚顧問。」

桃子：「哎呀，你很煩唉！他們又沒離婚！」

我離開「Assertiveness Paradise」已經七年，她們到現在還是很關心我。桃子後來還介紹婦產科醫師給我們。蘋果則多次到醫院探望奈緒。並且，對我們的兒子說：「每當你感到沮喪灰心時，我就要二十四小時不斷提醒你，你媽媽有多麼堅強，還有她是一位多棒的母親。」真的非常感謝有她們在。

譯注④ 日本的喜劇表演形式。

讓我們回到婚宴的話題……。

「ten.」節目製作人坂泰知的致詞，也非常感人。

「你們都已經知道了，這個男人是個膽小鬼，比別人膽小。而且，愛耍帥。還有，很假掰。

今天已經有很多人提到參選堺市市長的話題，眾多紛紛擾擾，真是讓大家擔心了。……其實我之前已經準備好把他換掉。但是，他在回覆期限的最後一天告訴我，他決定不參選，現在正要到公司上班，也因為這樣，才有今天的清水健主播。

跟你們的感覺一樣，他是個令人無法討厭的傢伙。希望大家未來繼續支持他在『關西情報網 ten.』的表現。誠摯希望他能挑戰更多工作，成為一位成功的主播。」

婚宴的主角明明應該是奈緒。

但到頭來焦點還是落在我頭上。

奈緒也樂於讓我搶鋒頭。

我留著奈緒致詞的影片。

「不好意思，那就由我先致詞。

不好意思。今天讓這麼多人特地來參加我們的婚宴……，不好意思，真的很不好意思。

我沒想到竟然會有這麼多人參加，所以非常感動，很謝謝大家。真的非常感謝大家今天來。

前面一直被提到的堺市市長參選事件，給大家添了許多麻煩。不過，他最後還是決定繼續當主播，希望大家多多支持他。真的很抱歉。」

High heel的蘋果打趣的說我經常把「對不起」掛在嘴邊，而奈緒簡短的致詞中，又到底出現了幾次「對不起」。

為了我，她說「對不起」向大家道歉，以「希望大家多多支持他」結束自己的致詞，到最後都還是在為我著想，這樣看來這完全不像是為她舉辦的婚宴。

我有對如此體貼的妻子，好好說過一句「謝謝」嗎？

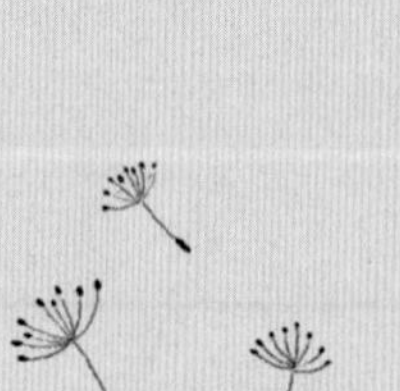

第2章

懷孕初期即發現乳癌

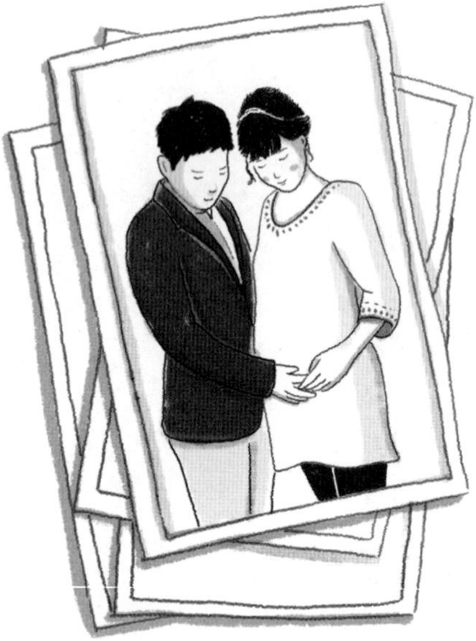

「如果妳復發了，就變成我必須獨自扶養小孩長大。」
我忘不了她聽到這句話時的表情。
這是她第一次在我面前露出這種表情。

嶄新的命運

有一個永遠支持自己的人——。這點對我而言意義重大。

讓我的心境變得寬闊。言行舉止和行動，多了一分沉穩。雖然無法完全消除坐在主播台上的緊張與不安，但讓我能以較放鬆的身心狀態去處理公事。一切都是因為有了奈緒。

我記得這是結婚一年後的事。

那天剛好是星期日，不用上「ten.」播報新聞的我，貪睡到中午才起來。

我還睡眼惺忪的時候，奈緒回來了。

「妳去哪裡？」

「醫院。」

「是喔，為什麼？」

「我懷孕了。」

「什麼？」

一瞬間不曉得發生什麼事的我，腦袋恢復清醒後，立刻從床上跳起，開心不已。

「真的嗎！？謝謝妳。」

「嗯。」

這或許是我第一次跟奈緒說「謝謝」。

奈緒懷孕的事實，比孩子出生更令我覺得不可思議，我興奮到喘不過氣。

回想起當時，由於懷孕剛滿三個月，胚胎的著床還不穩定，所以不適合到處張揚。但我那時候欣喜若狂，馬上就打電話跟自己的父母報好消息。

我催促奈緒，「妳也趕快打電話跟爸媽講一聲吧。」

「加油。」

「好。」我像是說給自己聽一樣，說了好幾遍「加油」。

奈緒懷孕並沒有改變我們的關係。在公事上，我們依舊是主播和造型師的關係。她是我在工作上的得力助手。然而，我們私生活中的互動，產生了微小的變化。我收斂了任性的個性。開始懂得顧慮她的心情、幫她到超市買牛奶或雞蛋，一起外出採買的時候，也會避免讓她提重物。

結婚一年後懷孕。

幸福得如詩如畫。

我沉浸在幸福的喜悅中。奈緒一定也和我一樣。一點小事就能逗得我們哈哈大笑，幸福的氛圍包圍著我們。

我要保護奈緒。

這樣的信念在我心中茁壯。

我只要一知道哪樣食材東西對孕婦好，就會去買、一聽到什麼音樂有助胎教，也會馬上入手CD。彼此都很期待孩子出生，我每天摸著奈緒的肚子，對還沒見過面的孩子說話。

到了我三十八歲的生日。
奈緒寫了這段話給我。

「這一年也會有很多快樂的事等著我們。
有Lady（我們養的狗）還有肚子裡的寶寶，要守護的寶貝太多了！繼續向前邁進吧！
我會永遠陪在你身邊。讓我們繼續用笑容填滿每一天。
給未來的爸爸，未來的媽媽筆」

我深信我們會一直幸福下去，奈緒一定也從未懷疑過此時此刻的幸福。
因為她肚子裡懷著我們的「寶貝」。讓我們關係更緊密的寶貝。

小小的胸部腫塊

那是一個小小的「腫塊」。

到醫院做定期產檢時，主治醫師告訴奈緒：「左胸下方、接近腋下的地方，出現一個小腫塊，」這是我們第一次和醫生討論到胸部的異常。不過，當時我們並沒有太在意這個腫塊。奈緒也不是「因為擔心才來就診……」，而是為求安心。

「懷孕會讓乳腺腫脹，可能因此造成胸部腫塊。但為了慎重起見，建議還是檢查一下。」

主治醫師當時的態度也是「為了慎重起見而檢查」。

奈緒和我都不覺得是什麼大事，心情坦然。

我們挑了居家附近的醫院做檢查，而且是由奈緒的媽媽陪她去。

「檢查結果出來後，記得打電話給我。」我一如往常去上班。

正常來講，應該中午前就檢查完了。

可是，奈緒一直沒有打給我。

「奇怪？」我心裡冒出一股不祥的預感。我播了電話給她，沒接。打了幾十通吧。但都沒人接電話。傳了幾封LINE的訊息，既沒有顯示已讀，也沒有回播電話。

四點四十七分，節目現場直播開始。

「可能是患者太多，所以檢查比較久吧」我不斷這麼告訴自己，但內心不祥的預感，就是揮之不去。

後來才知道，奈緒怕我擔心，所以「不想在節目開始前讓我知道」。但在第一部和第二部節目的銜接空檔，我又播了通電話，這次是奈緒的媽媽跟她說：「接起來吧」，她才終於願意接電話。

「喂。」

終於聽到奈緒的聲音。我鬆了一口氣。接著問，「結果怎樣？」

雖然我心裡有不祥的預感，但語氣還是故作輕鬆。

「嗯，……惡性的。」

「什麼？什麼意思？」

我聽不懂。現在，到底發生什麼事了？

「惡性，是指癌症嗎？乳癌？」

「嗯，好像是。」

我完全不記得自己後來在節目做了些什麼。
腦筋一片空白，大概就是這種感覺吧。
節目結束後，我的腦筋還是一片混亂。
惡性、乳癌……，腦海中只有這些字在打轉。
我衝上計程車，飛奔回家。

坐在計程車上，後悔的情緒一湧而出。
為什麼我沒有陪奈緒去檢查。

LINE 傳來奈緒的訊息。
「對不起，我生病了。」
對不起，奈緒。該道歉的是我。我應該好好守護著妳。
我衝進家裡。

「別擔心，不會有事的。」

我像念咒語一樣，反覆說著。

「別擔心，絕對不會有事。我們一起克服。」

「好。」

奈緒對我綻放出堅強的笑容。

三重陰性乳癌（Triple-Negative Breast Cancer）

被醫師宣告罹患乳癌的那天，是二〇一四年四月三十日。我拚命看有關乳癌的書。乳癌絕對不是會令人立刻死亡的疾病。在日本，每年約有六萬名女性罹患乳癌，以目前的人口比例來講，也就是每十二人當中就有一人。早期發現並接受適當的治療，就有越高的機率完全治癒。有很多乳癌患者治療過後，仍然健康且充滿活力地生活。我告訴自己，乳癌不是宣告生命的結束。

雖然診斷結果出來後，發現奈緒的腫塊是乳癌，但還沒確認乳癌的階段和散布程度。我們等了一段時間，才等到精密檢查的結果出爐。

那天是五月七日。檢查結果出來了。是三陰性乳癌。

大家對「三陰性乳癌」應該都很陌生。

乳癌有較溫和的類型和增殖活性較強、生長速度較快的類型，共可分為五種亞型。依「荷爾蒙受體」和「HER2蛋白質」為陽性或陰性來區分，還可以按「Ki-67」這個細胞增殖指標來分級。每種亞型適用不同的藥物療法，例如荷爾蒙受體為陽性的乳癌，可接受荷爾蒙治療，副作用小且可有效抑制癌細胞增殖。近來的研究結果，已找出各種亞型的有效藥物療法，使治療成效有突破性的發展。

但是，奈緒的乳癌是「三陰性乳癌」。這是五種亞型中，惡性程度最高，且生長快速的類型，以乳癌的整體比例來看，大概僅占二成。即使接受藥物治療，效果也不大。

三陰性乳癌的荷爾蒙受體和HER2蛋白質皆呈「陰性」，所以「沒有」可供藥物攻擊的目標，目前，只能依賴化學治療。不同於其他亞型，治療選擇有限的乳癌，就是「三陰性乳癌」。最近，雖然研究人員也在研究三陰性乳癌的標的因子，但尚未研發出確切的臨床藥物。

而且，奈緒的核蛋白「Ki-67」指標高達「八十」。

「Ki-67」是用來判斷癌細胞增殖能力強弱的指標，數值越高代表增值能力越強，惡性程度越高。意思是，奈緒的乳癌在三陰性乳癌中，也是增值速度快的惡性類型。

我瘋狂地調查所有資訊。翻閱醫療書籍、用盡所有人脈，找所有專科醫師洽詢。最後得到的答案是，即使動手術治療，以現況來判斷，奈緒的復發率是五〇%。

復發率五〇%——即使開刀消除癌細胞，還是有二分之一的復發機會。而且，通常手術後一~三年內很快就會復發。得到這些資訊之後，我感到相當絕望。除此，年輕女性罹患乳癌，腫瘤的生長速度較快。

而且……。

奈緒的肚子裡，還孕育著另一個生命。

眼前迫切的「生命選擇」

乳癌是女性最好發的「癌症」，有不少十幾歲的乳癌病患，再來是二十幾歲、三十幾歲，還有四十幾歲、五十幾歲，罹患乳癌的人數隨著年齡而增加。未滿三十五歲的年輕乳癌患者，僅占乳癌患者的三～六%，算是偏低，而「懷孕的乳癌患者則不到一%」，又更少了。

年輕型乳癌的特色是，大多是由病患自己察覺異狀，而發現時腫瘤通常已經很大，且轉移至淋巴結，三陰性乳癌的比例也相當高，預後情況也比三十五歲以上的患者差。尤其懷孕時乳房會脹大，導致難以辨識腫塊，甚至因此太晚發現腫瘤。

不過，雖然年輕型乳癌確實是很可怕的「癌症」，但也有數據指出，早期發現早期治療有助改善預後，且如果沒有轉移到淋巴結，預後與三十五歲以上的乳癌並無差異。

各乳癌的發展階段（病理分期），適用不同的治療流程。

乳癌可分為「零期」、「一期」、「二期」、「三期」、「四期」，如果是很初期的「零期」，只要進行乳房切除手術，就幾乎可以痊癒，也不必擔心復發或轉移。「四期」則是癌細胞已經轉移到各個器官，由於癌細胞已經跑到全身，所以基本上是使用藥物治療。

而我們透過超音波檢查等結果，確定奈緒的乳癌已經發展到「二期」。在「一期」之前都還算是早期乳癌，即使懷孕還是有治療方法。

但是，奈緒已經超過「二期」。不能排除遠端轉移的可能性。為了做進一步的檢查，必須進行電腦斷層（CT）或磁振造影（MRI）檢查，不過由於會影響胎兒發育，所以奈緒無法接受這類檢查。

而且，她罹患的是治療難度較高的三陰性乳癌。也就是說，我們面臨的是不立刻治療就會發生危險的狀況。然而，我前面說過復發率高達五〇％，意思是，每兩人當中就有一人不會復發，可以健康地活下去。

醫師們的說明，沒有參雜太多情緒。

雖然是三陰性乳癌，但分子標靶藥物治療、荷爾蒙治療、放射線治療，都值得一試，不過考量到治療對胎兒的影響，也只能放棄。雖然可利用手術去除癌細胞，但因為懷孕無法接受CT檢查，所以不確定是否已經轉移。

「馬上動手術，進行治療。」

這句話的意思是，「放棄或不放棄胎兒」。

我們從幸福的高峰，瞬間被迫面臨「生命的抉擇」。

當然，這句話的出發點是為了奈緒，也是為了我們夫妻著想。

明知道不能再拖延時間，但我們真的無法馬上決定。

不，應該說下不了決定。

不過，奈緒堅定的表情對我透露出「我要生下來」。從來沒說過「我要那個」、「買這個給我」的妻子。這是她，第一次，清清楚楚地用眼神告訴我她要做什麼。

「我要生下來」。

「如果奈緒死了……」

我四處奔波。

數不清到底來來回回去過幾趟醫院。

平日從早上九點工作到晚上七點，盡量從中找空檔與醫師碰面。

但是，每個醫師給我的答案都一樣。

應該以母體為重，言外之意，就是建議專心治療。

如果不是三陰性乳癌、如果乳癌還沒發展到這個階段，就有可能同時治療並保住胎兒。問題是，奈緒不符合上述條件。

那麼，如果這次先放棄胎兒呢？

「進行化學治療後，隨著慢慢恢復健康，五年後就能再懷孕。」

「只要冷凍卵子和精子，治療後還是有可能懷孕。」這是醫師的說明。

但是，目前，肚子裡尚未見過面的寶寶——奈緒對他的愛無庸置疑。

而我，說真的心煩意亂，拿不定主意。

三個人一起生活。當然，這是我想要的，也是唯一的選擇。

就算這麼決定了，內心還是非常掙扎痛苦。我與一位名醫見面時，感到相當不安。雖然醫師沒建議「墮胎」，卻還是委婉地建議應該專心治療。另一方面，也有醫師表示，就算現在專心治療，治療成功率也不會有太大差異。我完全亂了。不曉得該如何是好。也曾經向 High heel 的蘋果吐露自己的不安。心裡不斷想「為什麼是奈緒，為什麼」……。我也打了電話給在德島當醫生、幾十年沒講過電話的表哥，一再討論又討論。

但還是討論不出答案。
無法下最後的決定。

我深愛著奈緒。
這是我第一次面對內心的真正情感。

不想失去她。這是我的想法。

我告訴奈緒，我不知道該怎麼做才好。
「每個醫師都建議我們這次放棄寶寶……。」
「我要生下來。」
「我知道，我也希望生下來。……但是，我需要妳。……如果妳復發了，就變成我必須獨自扶養小孩長大。」

奈緒有一本自己的日記。

那是從發現乳癌後，才開始寫的日記。

想要在未來生下健康的寶寶，並治癒「癌症」後，能給孩子看。希望孩子知道，媽媽曾經如此努力過。這樣就可以跟孩子說「所以你要乖乖聽媽媽和爸爸的話喔」。我要來寫日記，奈緒也一起寫吧。日記在半開玩笑的提議下誕生。當時我不確定奈緒到底有沒有在寫，而她真的聽了我的提議寫起日記。

日記中刻印著她的字跡。藏著她的「感受」。我都知道，但我到現在都還沒看完整本日記。因為還沒整理好心情，所以讀不下去。

當我鼓起勇氣打開日記，映入眼簾的是她寫的這一段話。

〈他已經預設我會死，太令人不甘心了。〉

「如果妳復發了，就變成我必須獨自扶養小孩長大。」

我為什麼對老婆說這種話？

為什麼說不出「一起加油」？

奈緒那麼堅強地想要「活下去」。

內心動搖的只有我一個。

現在回想起來，那時候的我以為名醫可以替我決定放棄或生下小孩。所以才四處拜訪名醫。

然而，決定權還是在自己手上。能下決定的只有奈緒、身為奈緒丈夫的我，以及作為肚子裡寶寶父母的「我們」。

奈緒從頭到尾的態度都是「我要把小孩生下來。而且自己也要活下去」，為了我和即將出生的孩子，很自然地準備當母親。

「選擇三個人一起生活」……。

奈緒的日子寫著這麼一段話。

〈我現在可以在五秒內落淚，可是一旦失去希望就輸了。悲劇裡的女主角。我不想變成她，也不希望別人把我想成那樣。聽到別人說「為什麼是妳？」，真的好難受。為什麼？怎麼會是我？多想也沒用。我不會哭的。眼淚和悲傷都治不好「癌症」。思緒變負面的話，會影響到肚子裡的寶寶。〉

自從發現乳癌後，我從沒看過奈緒留下一滴淚。她一定很想哭，很想嘶吼吧。

她沒哭，而且仍然非常為我著想。

她在日記中寫道。

〈阿健一定也很不好過。

努力工作，拜託主管讓他可以調整彈性的上班時間，利用空檔到處拜訪醫生。真是辛苦他了。無論精神或身體，都承受相當大的痛苦吧。〉

不是這樣的。痛苦的是奈緒，是妳。

不是我。

但我卻出口傷了她……。

「如果妳復發了，就變成我必須獨自扶養小孩長大。」

我忘不了她聽到這句話時的表情。這是她第一次在我面前露出這種表情。堅強而溫柔，堅定且覺悟。

手術

我來到位於滋賀縣草津市的乳房醫院。

這間醫院接受我們「想要生下小孩」和「治療癌症」的想法。

我們可以三個人一起生活。

我立刻向醫療法人西川醫院的西川正博院長，和臨床胎兒醫學研究所的夫律子院長，報告我們的狀況。西川正博院長是婦產科專科醫師，長期以來相當照顧我們，夫律子院長則是產前診斷的全球權威。兩位醫生皆面帶笑容地接受了我們的決定。西川醫師看著超音波攝片，滿臉笑容地對我們說：「肚子裡的寶寶很健康喔。」現在偶爾會來我們家的夫律子醫師則說：「你們絕對做得到。」打從發現乳癌的那一刻起，他們就看著我們一路走得艱辛。但他們不提供任何建議。因為，只有我們夫妻倆能做決定。握手道別時，從他們手掌傳來的那股溫柔、強韌且充滿溫暖的觸動，我至今難忘。

可以的。我們一起過著三個人的幸福生活。我們選擇三個人一起活下去。

治療計劃也擬定了。

手術→抗癌藥物→「生產」→CT‧MRI→抗癌藥紫杉醇（taxane）→放射線治療。

五月十九日。檢查結果出來之後的第十二天，奈緒住進滋賀縣乳房醫院。去年同一天，我們在住吉大社舉辦了婚禮。

這是第一週年的結婚紀念日。「怎麼會有這種事啊，竟然在病房度過人生第一次結婚紀念日」，兩個人苦笑著。但卻覺得非常幸福。與奈緒結婚一週年。她和我在病房低調地慶祝。我送她最喜歡的粉紅色太陽花，一起堅決地發誓「要加油」。

然後，時間來到二十日。手術從早上開始。

原本，我想請假陪她。公司也表示諒解，但我跟奈緒說了這件事，她卻搖頭反對。

「你照常去上班吧。我想像平常一樣，看著螢幕裡的你。」

我想她還是會感到不安和寂寞。可是，她說喜歡看我認真工作的模樣。看著那樣的我，可以讓她燃起鬥志。

我走出滋賀縣的乳房醫院，前往讀賣電視台。但還是疑惑著「這樣真的好嗎」……。走出醫院的時候是十點。自此之後，我有很多次都是直接從醫院去上班。

醫院非常貼心，將手術結束、麻醉的清醒時間調整到「ten.」的播放時間。

奈緒非常怕看到血。連打針都曾經昏倒。這樣的她，這次要接受手術。她該有多害怕。但是，她從來沒喊「怕」。一次也沒說過。我連她害怕的樣子都沒看過。

我答應她「照常去上班」，擠出笑容走出病房。

「那我去上班囉。」

我踏出病房的時候，不禁落下淚來。

那大概是我第一次哭。

為什麼是奈緒，為什麼。

到底為什麼是她。

我從JR草津站，搭乘東海道本線往姬路方向的新快速列車到大阪。

坐在電車上，止不住眼淚。

奈緒這次接受的是「乳房全切除手術」。為了盡量將癌細胞轉移的可能性降到最低，所以選擇把乳房全部切除。二十九歲，即將為人母。奈緒該有多不甘心。但是，她不曾出口「我不要」這句話，真的完全沒有。為了孩子，為了準備當一位母親。

而這個手術也別具意義。那就是確認癌細胞有無轉移到淋巴……。考量對胎兒的影響，奈緒無法接受CT檢查。所以沒人知道乳癌發展到什麼程度。不過，手術過後就能確認有沒有轉移到淋巴。如果已經轉移，就代表癌症發展的進程速度相當快。必須有最壞的打算。

如果沒有轉移，那便是出現一絲「希望」。

我祈禱著。

出發到公司前，我向乳房醫院的醫師提出一個請求。雖然是由奈緒的爸媽和哥哥在手術房外陪她，但一定要讓我第一個知道手術結果。手術結束後的第一時間，告知我癌細胞是否有轉移到淋巴。就算現場節目已經開播，也要打電話給我。

雖然我早就知道手術大概會在什麼時候結束，但還是靜不下心。眼睛直盯著手機。可是，我也沒有勇氣主動詢問「結果呢？」

電話終於響了。

「清水先生，我們沒有發現淋巴轉移的現象」。

我一手拿著手機，另一隻手開心得握拳高舉。

奈緒的哥哥幫我拍下她剛動完手術的模樣。影片中的她，雖然因為麻醉的關係略顯疲態，卻緊盯著電視螢幕中的我。

奈緒始終相信著我。

她相信我永遠都會努力生活。

我唯一能做的，就是回應她的期待。也就是如往常般地做好主播工作。奈緒不允許自己拖累我的工作或造成我的困擾。

當天播報結束後，我立刻搭計程車回到草津的醫院。

我告訴自己要抱持平常心、用平常心看待一切，並靜靜打開病房的門，跟平常一樣說了聲「我回來了」。

「太好了。」

我淡淡地說。

奈緒臉上掛著微笑。

她的笑容拯救了我。

「怎麼樣？會痛嗎？」

「呵呵呵呵。」她更燦爛地笑了。

「痛」、「我不要」，她從來不說這些消極的話。也沒說「我撐過手術了」這種話。

相反地，她反而擔心地問我，「工作還好吧？」

「身邊的人更痛苦」

手術後，又住院了約一星期。

院方答應我提出的不情之請，讓我跟奈緒同住一間病房。

從醫院到讀賣電視台，車程一小時半。我每天早上六點起床，七點從醫院出發。結束「ten.」的播報，回到病房的時間大概是晚上九點。和奈緒聊聊天，晚上十一點就寢。維持這樣的生活節奏。

「不說喪氣話的奈緒」，恰好凸顯出我有多麼脆弱。

不抱怨痛苦。不喊痛。她絕對不是不痛苦。身體也一定承受著很大的疼痛。但她一向不說喪氣話。

而過去的我，則是經常跟她大吐苦水。

求婚時，我對她說：「希望我們成為可以互相傾訴的關係」，但到頭來只有我單方面傾吐苦水。打從我們交往開始，奈緒就沒埋怨過任何事。也不曾抱怨。

她總是笑笑地支持著我。

奈緒住院期間，我只有一次沒去病房探視。我告訴她「要準備明天的工作」，回家並留在家裡過夜。

看著她，我好痛苦。

我無法再看著從來不喊苦的她。

明明是生病的人卻最辛苦，還要擔心肚子裡的寶寶、我、父母以及身邊的人。

雖然手術成功，但還是要面對復發的恐懼。乳房也切除了。可是她卻常說，「身邊的人比我更辛苦」。

她一定是察覺到我的痛苦。
而她不可能對這樣的我吐露自己的心聲。

現在想起來，這也是我感到很後悔的事。
我應該和她一起喊「好累」或「痛死了」。
陪她一起哭。
我不知道她期不期待我做這些事。但她鐵定很辛苦。
這個後悔會跟著我一輩子。
難以平復……。真的非常對不起她。

為什麼那個時候我不能……，雖然這是我們夫妻的「相處之道」，但真的覺得很對不起她。

準備當媽媽

出院後，開始進行化學藥物治療。

其實，幾乎無法從任何研究數據知道，懷孕中進行化學藥物治療，對胎兒會產生什麼影響。雖然目前有相關研究進行中，但還不清楚抗癌藥物對胎兒的影響。

我們接受了探索性的治療。

由於直接給予最高劑量的話，風險太高。因此在觀察奈緒的身體狀況後，將起始劑量減至低於一般的治療劑量。

或許是因為劑量低的緣故，很幸運地，這個時候幾乎沒有出現任何副作用。五月二十日動手術到出院後、生產前的六月、七月、八月、九月、十月的五個月間，都在家中靜養。

最近，整理家裡的時候，發現不少育兒雜誌。奈緒為了當母親而勤做功課。她當然會感到不安。

但這五個多月，應該是屬於她的「幸福時光」。

不，我希望她能沉浸在幸福中。我們去了旅行。也拍了孕婦寫真。

如果沒有這五個月……。

所幸還有這五個月。

少了這段期間，奈緒實在太哀傷了。

不能讓她的人生如此悲慘。

我們頻頻到西川醫院婦產科和夫律子臨床胎兒醫學研究所，接受檢查。

「沒問題。胎兒很健康。」

醫生的話，每每令我們開心不已。

每兩週注射一次化學藥物。

很痛苦是一般人對於接受化療的印象，但對奈緒而言，這是讓她恢復健康的方法。或許是這個緣故，所以她總是很開朗的出門去醫院。不知情的人看到她，可能會以為她要去逛街。

一直以來，都是奈緒的母親陪她去醫院接受治療。

後來，她的母親告訴我，「自奈緒出生以來，這段期間是她與奈緒最親密的時光」。雖然對奈緒而言，這是非常哀傷的事，但或許也是她盡完人生中最後一次孝道的機會。

誕生

日子越來越近。

對我來說，是離參加大阪馬拉松大賽的日子越來越近。結婚那一年，我辦完婚宴後，第一次跑完馬拉松。並決定參加第二次比賽。

可苦可樂的黑田（俊介）是我國小、國中的同學，小淵健太郎則和我一起進行馬拉松訓練等。以主播身分參加馬拉松大賽，有這兩種意義，一是親身感受和分享大阪街道的活力，第二是為節目「ten.」製造話題。

除了這兩種意義，馬拉松在我心目中，還有另一個重要的意義，那就是「結婚當年第一次跑馬拉松」和「奈緒奮力抗癌，生下兒子的那一年」。跑步有什麼意義？我不知道。但我想繼續跑下去。

我認真進行訓練。

我參加的第四屆大阪馬拉松大賽，於十月二十六日舉辦。而奈緒和我的寶貝——我們兒子的預產期在十月二十三日。

為了奈緒和即將出生的孩子，我一定要跑完。

我鞭策疲憊的身軀，盡量找時間練習長跑。

十月二十三日。

這一天終於來了。

從決定三個人一起展開幸福生活的那天起，過了半年。我記得自己從早上就非常興奮。原本決定自然產，但超音波檢查出胎兒臍帶繞頸三圈，所以最後還是選擇剖腹產。

其實，決定剖腹產時，我鬆了一口氣。自然產的預產期只是預估。但剖腹產是已經確定剖腹日期和時間。這麼一來，就能盡早安排接下來的治療和CT等檢查。雖然我不希望奈緒身上再留下傷疤，但平安生產後，就能立刻接受乳癌治療。開心之際，我也祈願能盡早正式進入療程。為了我們的新「家庭」……。

由於是剖腹產，所以家屬不能進手術房陪產。

我和雙親在西川醫院婦產科的另一間房間，等待寶寶出生。

這間房間播放著生日快樂歌。然後，護士抱著嬰兒走進來……。

「是很健康的男孩喔。」

我們不禁笑了，最後，掉下淚來。邊哭邊笑。每個家人臉皺成一團地說「真是太好了。」奈緒有多麼堅強才能走到現在，家人們都看在眼裡。從來不把「辛苦」、「害怕」掛在嘴邊的奈緒，家人們最能體會她的勇敢和努力。

手術非常順利，母子均安。

稍晚一點，奈緒才從產房被推出來，我害羞地對完成重大使命的她說了一句悄悄話，「妳好棒。」

三天後，她也對我說了同一句話。

「你也很棒。」

我在她生產後的第三天，參加大阪馬拉松大賽，跑完全程。對於內心深處認為自己是為了家人而跑的我而言，奈緒的鼓勵比任何話都令我開心。

但比賽過程中，籠罩在我頭頂上的那片烏雲，始終揮之不去。不知怎麼地，我邊跑，眼淚卻直流，像關不住的水龍頭。幾乎快被不安擊潰。

由於我在節目中公開生子喜訊，所以在馬拉松賽中看到我的人，可能會以為我是「喜極而泣」。但我心裡完全不是這麼回事。

我除了感謝奈緒身為妻子和母親的付出，同時也身陷在不安的恐懼中。

立刻接受檢查

這股不祥的預感到底來自哪裡？

生產後一週，奈緒還是無法下床走動。

醫生說過，休養兩、三天傷口就會慢慢癒合，但過了這段期間，奈緒的疼痛依舊不減。

她痛的地方不是剖腹的傷口。而是直喊腰痛。

奈緒說，接受洗頭服務的時候忽然閃到腰。

「大概是閃到腰吧。」

原本笑容滿面的她，表情逐漸變了。從來不喊「辛苦」或「痛」的她，頻頻說「腰不舒服……」。

我們迎來第一個小孩。奈緒的朋友也想要來探視祝賀，但老實說，現在不是高興的時候。理應開開心心歡迎朋友們的探訪，但我全部回絕了。

婦產專科西川醫院的西川院長，也覺得很納悶。

「手術很順利。一般來講，應該不會痛這麼久……。」

醫生表示，有可能是骨盆在剖腹產後被撐開。雖然會引發疼痛，但不致於痛這麼久。

不妙的預感越來越強。

「最好接受精確的檢查。」

由於婦產科醫院能做的有限，而且我們住院的時間已經比一般產婦久，所以決定出院。奈緒還在痛，但依舊露出最開朗的笑容。

了解所有狀況的西川醫師，溫柔地說，「妳真的很棒。不過，覺得很難受的時候，一定要回來，不要勉強自己，儘管回來。」護士們也笑著送我們離開。為了這天我們特地買了嬰兒包巾，我小心翼翼抱著裹在包巾裡的兒子，奈緒、兒子和我，三個人一起回到久違的家。

可是，當天晚上，奈緒發燒到三十九度。

「奈緒，我們回醫院好了。」

全家三人立刻搭計程車飛奔至西川醫院。

醫生聽了我的說明，神色凝重起來。

「我建議最好立刻接受檢查。」

我馬上跟滋賀縣的乳房醫院聯絡，預約隔天做檢查。

這是奈緒第一次照MRI和CT。先前由於考量到對胎兒的影響，所以無法接受這些檢查。正式的檢查結果，要等其他機關鑑定後，後天才會出爐，但乳房醫院的醫師，畢竟也是資深的專科醫師。醫生從影像中，也能大致看出端倪並做判斷。

雖然我非常擔心，但還是由奈緒的母親陪她去做檢查，我則像往常一樣去上班。我叮囑醫生，「結果出來以後，一定要馬上打電話給我」。

我一直等不到電話。

鈴聲終於在晚上七點過後響起，那時我剛下節目。後來才知道，醫生為了體諒我才選這個時間打來。

「醫生，怎麼樣？」

「有看到一點可疑陰影。」

「好，我馬上過去。」

我搭上計程車前往草津。

轉移

乳房醫院的醫生，直盯著影像，遲遲沒有開口。

「醫生，怎麼樣？」

我打破沉默，催促醫生回答。

「癌細胞有極高的可能已經擴散到肝臟、骨頭及骨髓。雖然正式的檢查結果還沒出來……，但我想應該錯不了。」

我完全沒聽進醫師的話。或許是我太想逃離現實。孩子才剛出生，我們明明應該過著幸福快樂的日子。

之前就有的不祥預感。

但是，手術後沒發現癌細胞轉移到淋巴，也接受了少量的化學藥物治療。而且，奈緒產前還很健康。但為什麼已經在體內擴散了。

懷孕時，奈緒從來沒說過「腰痛」。而且產後還能笑著說「大概是閃到腰了」。難道癌細胞在孕期中就已經轉移了？還是產後快速擴散？醫生也說，有可能受到女性荷爾蒙的影響，所以懷孕期間沒出現疼痛，產後才開始感覺到痛。這麼少的資訊，到底誰聽得懂……。

我陷入徬徨。

該不該告訴奈緒，癌細胞已經轉移？

該怎麼保護奈緒？

我傷透腦筋。內心被煩惱占據。

就算把真相告訴她，也不能把我現在的痛苦變成快樂。最重要的是，由我承擔所有的不安和恐懼，讓剛成為母親的她，開心度過每一天。

我決定隱瞞一切到最後，不告訴她轉移的事實。

我盡全力維持堅強勇敢的表象。

聽完醫生的說明，大概是晚上九點，我走進奈緒的病房。迎接我的仍然是奈緒的笑臉。

奈緒的表情，說著「我沒事」。

我再也待不下去。

「我今天先回家。明天再來接妳。」

我背對地關上病房的門，低聲啜泣。

為什麼？

心裡不斷問這句話。

我以為孩子出生後，迎接我們的會是幸福的生活，但那卻猶如夢一般，一閃即逝。

為什麼現實非要在最幸福的時候，給我們重重一擊。

為什麼？為什麼？

我擦去眼淚，再走回奈緒身邊，緊緊抱住她。

「不會有事的。絕對不會有事。」

「嗯。」

「妳一定會好起來。我會守護著妳。」

「嗯。」

我沒有再回頭地走出病房。距離車站五分鐘的路程，走起來好久。淚水止不住。我不顧路人目光，放聲大哭地走著。

我反覆思考著醫生的話。

「醫生，如果已經確定轉移的話，請直接告訴我。轉移之後，還剩多久？一年？還是兩年？」

「……清水先生。」

「是。」

「三陰性乳癌一旦發生轉移，並不是你想的那樣。最多三個月。請你做好心理準備。」

那個時候的我，只能一直哭。

婦產專科西川醫院的西川院長，也非常擔心。我向草津醫院拷貝了一份影像檔案，帶到西川醫院。時間應該超過凌晨十二點了吧。我知道這個時間來醫院，會給別人造成很大的困擾，但我真的沒辦法獨處。夫律子醫生也很擔心，所以在西川醫院等我。

「還是不行。」

「醫生，對不起，你們幫了我們這麼多。」

我只能一直道歉、一直哭。醫生們也陪著我一起哭。

第3章

—與病魔纏鬥。在竹富島的最後一趟旅行

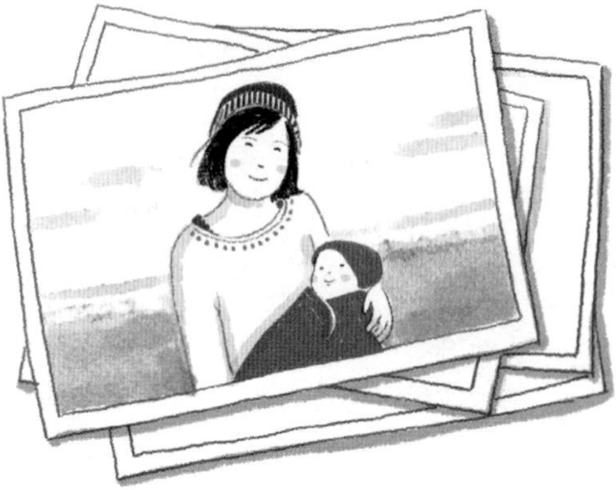

Kondoi 海灘上，只有我們三個人。
奈緒、我還有兒子。被我們獨占的海灘。
「好吧，我們來以海為背景，拍張一家三口的合照。」
我設定好自拍秒數。按下快門。
拍下幸福的頃刻。
將這一「頃刻」永遠留存在照片裡。

檢驗結果出爐

檢查後三天，正式報告出爐。

說真的，我依然不放棄任何渺小的希望。

「清水先生，我那時候判斷錯了。」

我期待著醫生會這麼說。

但奇蹟沒有發生。

就像醫生當初判斷的一樣，確定轉移到肝、骨頭及骨髓這三個地方。

「最好馬上轉到大醫院。再這樣下去會有生命危險。」

我把奈緒留在草津的醫院，馬上趕回大阪。把檢查結果告訴奈緒的父母和我的父母。

兩家人聚集在我家。奈緒的哥哥和我的姊姊也都到了。

所有人都感到驚愕，哭了起來。

產後才兩個星期。

我必須告訴他們，才兩個星期就發現癌細胞轉移，只剩下三個月的生命。

「但如果轉院後化療順利的話，或許可以延長到半年或一年。也有存活五年的案例。不用擔心。奈緒，她會康復的……。」

我拚命想說些安撫的話，但到最後什麼話都說不出來。

隔天，奈緒轉入JCHO⑤大阪醫院。

雖然我始終沒有告訴她真相，但我想她一定都了然於心。轉院到大醫院，表示已經沒有退路，且從我的表情大概也猜得出來……。

奈緒在大阪醫院重新接受精密的檢查。不只CT檢查，也做了稱為PET檢查的「正子斷層掃描」。

「病情很嚴重。嚴重程度超過預期。」

乳房及內分泌外科主任醫師看著檢查報告這麼說。

「大概只剩一個月壽命。」

每接受一次檢查，壽命就跟著變短。慢慢地被渺小的希望吞噬。為什麼，到底為什麼……。

大阪醫院特地為我們在婦科病房大樓空出一間病房。我想這是女主治醫師木村綾醫生對我們的照顧。一般病房大樓不能照顧嬰兒。所以，考量到剛出生的兒子，才讓我們住進婦科病房大樓。我們帶著兒子一起住院。

開始接受新的化療。

說實在的，三陰性乳癌的治療方法有限。而且已經發生轉移。只能使用比之前更強效的抗癌藥物。

譯注⑤ 獨立行政法人地域醫療機能推進機構。

奈緒的癌細胞已經轉移到骨髓。而且，她的病狀嚴重度，已經到了引發白血球、紅血球、血小板減少的瀰漫性血管內凝血不全症（Dessiminated Intiavascular Coagulation，DIC），在全身多處形成微血栓、導致器官功能不全或出血的程度。高燒不退。這樣的身體狀況，連化療藥都不能施打。

醫生說必須輸血，請我簽輸血同意書，我心裡有點抗拒，但還是簽了。雖然沒什麼好大驚小怪，但我有點抗拒把別人的血輸入奈緒體內。不過，從這次以後，輸血幾乎是家常便飯。

醫生開始說明抗癌藥物的功能。

「有的病患可能會對藥物產生強烈反應。」

我們已經有覺悟要面對嚴重的副作用。

祈禱。我一心一意地祈禱。

拜託，一定要有效。求祢。幫幫我們。

我在心裡雙手合十，向神明祈願。

摸索

奈緒十一月在大阪醫院，接受第一次化療。

化療每週一次，重複三次，以三週為一個療程。三週為一套完整的化療療程。只要有效，就可以繼續用同一款藥。也就是，延長「思考時間」。化療藥物有抗藥性，所以就算剛開始有用，最後也可能失去效用。一旦醫生判斷產生抗藥性，就要換新藥，從第一階段的療程重新開始。

自知道轉移後，接受第一次化療的那一天，我在旁邊緊握著奈緒的手。我本以為是她的手在發抖，後來發覺原來發抖的是自己的手。

「不用擔心。一定會沒事的。」

我究竟對她說了幾次「不用擔心」呢？

化療藥物含有酒精成分。打點滴把化療藥物注射到體內後，奈緒會沉沉地睡著。

睡得很安穩。狀況很好，也沒有排斥反應。

「看起來沒什麼問題。」

醫生也用力地點頭。

隔天，原本很差的身體數據大幅好轉。白血球、紅血球、血小板的數量增加，CRP值（發炎反應）則下降了。

「這表示藥應該有效。」

雖然無法樂觀預測，但確實看得出效果。醫師也這麼掛保證。我好久沒聽到如此充滿正面能量的話。

這種化療藥的藥效很強，不能天天用。必須考量效果和副作用，再決定安全的用藥劑量和療程週期。除了施打化療藥物之外，也因為吃了預防副作用的類固醇，所以不但退燒了，身體狀況也有明顯改善，終於可以讓朋友來妻子的病房探病。

這是她第一次以「媽媽」的身分和朋友聊天。雖然地點是病房，但「新手媽媽」奈緒開朗地放聲大笑。

不過，對我而言，現在開始才是輸贏的關鍵。

雖然治療方法有限，但絕不能束手旁觀。

我要守護奈緒。現在正是我實現承諾的時候。

我不斷摸索「下一步」該怎麼走。調查日本全國的醫院，到處打電話。可以說是馬不停蹄。總覺得一停下腳步，就什麼都結束了。

奈緒生的病。

我們的兒子。

還有我的工作。

三個重擔全壓在我身上，我快被不安和恐懼擊垮。我誓言要保護的奈緒，從來不喊「痛苦」或「不安」。身為丈夫和父親的我，當然也不可能說出「我快崩潰了」。但老實講，我感覺自己快撐不下去了。

住進大阪醫院後，我盡量製造親子時間。雖然我不想這麼想，但或許兒子與母親相處的時間有限。

我想要在他身上多留下母親的味道、觸感、聲音……，哪怕多一秒也好。當然，我對奈緒也是相同的想法。

我每天晚上都睡在大阪醫院。自從奈緒住院以後，我們就習慣一起睡在病房。等我從醫院去上班後，我爸媽再帶小孩到醫院。然後，我一下班就直接回醫院和爸媽交班，享受三個人的獨處時光。晚上九點過後，我會先帶兒子回家，交給爸媽照顧。我再返回醫院，和奈緒一起睡在病房。我躺在沙發上，感受著她的存在。這樣的生活持續了一個月以上。

幾乎沒辦法跟任何人提起。

到現在為止，也只有少數人知道我的狀況。

最不好受的是妻子，所以我不想隨便用痛苦這個字眼，但真的很痛苦。頭都快爆炸了。

我充滿無力感。

唯一會聽我吐苦水的奈緒，現在受著比我更大的折磨。我無法再對任何人說「痛苦」，身心都陷入驚慌。

「我想要休息。」

我跟坂泰知製作人，提過好幾次。

「休息」不是指幾天不錄節目。在我心裡，這就意味著辭職。中途拋下工作。我沒指望自己可以再回來。

但我不在意。

我只想二十四小時陪著奈緒。只想待在她身邊。

不過，我還是繼續主持節目。因為奈緒喜歡看我出現在電視上。奈緒的母親說，一到「ten.」的播出時間，她就會拜託母親幫忙開電視。奈緒的眼睛，直盯畫面中的我不放。

她是我最大的精神支柱。沒有她，我早就灰心喪志。

我跟坂製作人說，「萬一有什麼事，可以讓我休息嗎？」

我們只在口頭上約好。仔細想想，這是很自私的要求，但把一切看在眼裡的坂製作人，還是容許了我的任性。

我也拜託醫院的醫生，如果奈緒的病情急轉直下，不管什麼時候，都一定要打手機通知我。

為了不因為錄現場節目而漏接電話，我把自己的手機寄放在奈緒的造型師後輩那裡。她們應該有嗅出一點不對勁，但完全沒有過問。我說，就算電話在節目錄製時響起，也要在攝影機後面打暗號給我。

播報結束後，我立刻回到醫院。

我一打開病房門，奈緒立刻用笑臉迎接我。

「他今天好愛哭喔。」

那是媽媽的神情。

一看到我，她就說「我們等你好久了」，然後聊起兒子。

不知情的第三人，看到我們親子三人和樂融融的景象，應該會覺得真是歡樂的親子時光。好一個幸福的家庭。

但笑容的背後，奈緒忍受著多大的折磨呢？

奈緒一次都沒開口問過自己的病情。

她一定會害怕。也一定不安。但她從來沒表現出來。甚至，她總是給兒子和我最燦爛的笑容。

大阪醫院的主治醫師木村醫生，在悼念信中寫下這段話。

「即使治療過程中產生強烈的副作用，奈緒為了不讓身邊的人擔心，總是笑臉迎人、心平氣和，醫院所有的醫護人員，都不會忘記這樣的奈緒，以及全心全力陪伴她對抗病魔的先生。她從來沒向我們問過自己的病情，就只是跟隨先生的決定，而我們也將奈緒關愛兒子的身影，長存於心中。我想她對一切了然於心。但奈緒至始至終相信自己的先生。」

拜拜求神

開始化療後，身體狀況明顯好轉。高燒退了，身體也比較舒服。

但好景不長。

奈緒的良好狀態頂多維持三～五天。知道這一點的奈緒，會考量自己的身體狀態，安排朋友來探病等。

然而，時效過後，病況轉劇。

強烈的副作用襲擊身體。

奈緒出現高燒、口腔黏膜炎的副作用。不單單破二十個洞。整個口腔到舌頭背面和喉嚨深處，到處長滿白色水泡。

她完全無法進食，連水都嚥不下。

齒肉也出現口腔黏膜炎。為了稍微止痛，她甚至磨了牙齒。連嘴都張不開的模樣，實在令人心疼，光看都覺得難熬。

二〇一四年十一月二十一日，這天是星期五。

化療藥注射後的第五天。沒有意外的話，奈緒的身體狀況明天就會惡化。只能趁這次的機會了。我拜託製作人這天讓我請假。帶著家人，一起到神社參拜，祈求兒子平安長大。

癌細胞轉移到脊椎的奈緒，腰痛到連站起來都很困難。更不用說走。出發前她吃了止痛劑，也帶了止痛劑以防萬一。我推著坐輪椅的她，走在住吉大社的參道上。來到我們舉辦婚禮的神社，跟神明報告兒子出生了。

奈緒在醫院，其實晚上都在練習走路。我下班回到病房時，經常看到她在醫院的走廊上，手撐著腰，一步一步緩緩前進……。

應該是為了這一天。為了抱著兒子到神社參拜，奈緒強忍疼痛，練習走路。

我們一到神明面前，她馬上站起來，抱著兒子。我請熟識的攝影師，趕快幫我拍下照片。攝影師不斷按快門。照片中的奈緒，臉上散發著光芒。那是媽媽特有的神情。

一直以來很關心我們的所有醫生，看了當天的照片都非常驚訝，同時也很替我們開心。

「想不到奈緒竟然可以自己站起來。能去神社參拜，真是太棒了。」

即使頂著將近四十度的高燒，她依舊牢牢地將兒子抱在懷裡，笑得跟往常一樣燦爛。

對抗副作用

我為了是否應該讓她繼續注射化療藥物，苦惱不已。不繼續治療，就不可能康復或延長壽命，但注射化療藥，強烈的副作用非常折磨人。就我的立場而言，不想再看到她受苦。放棄化療藥，也就是「積極治療」，改採「鎮痛的安寧緩和醫療」，對她是不是比較好呢？

但到最後我還是沒勇氣讓她轉安寧療護。我深信仍有可能痊癒、她也想接受治療，我願她懷抱「希望」。另一方面，我也沒有勇氣對初為人母的她說，「別治療了，轉安寧療護」。

可是，還是逃不掉副作用，高燒三十九度、嚴重口腔黏膜炎導致無法說話，看著受盡折磨的妻子，我又開始懷疑這是正確的選擇嗎？這是她想要的嗎？

光看都覺得活受罪。我內心掙扎不已。

自從確認癌細胞轉移、生命僅剩一個月後，我發誓絕不讓奈緒感到痛苦、折磨及害怕。

但是，她現在如此難受。

化療藥一失效，她就絕對會發燒。超過三十九度的高燒。

發高燒的時候，怎麼樣都無法退燒。就算暖氣開很強，她還是發抖個不停。只能抱著熱水袋不放。

白血球、紅血球數量減到極少，血壓也很低。必須立刻輸血才能穩定狀況，但身體還是沒有好轉。只能等身體恢復再打化療藥。

施打化療藥，會出現口腔黏膜炎和發高燒等副作用。

但奈緒照樣堅持

「要打。」

「因為這是我的營養補充品。」

十一月初的第一個療程，無論是血液檢查報告或CT影像，都顯示出化療有效。但化療藥的效果逐漸變差。打了效果也不如預期。

到了十二月，醫師找我討論。

「效果不如預期。請有心理準備，壽命恐怕只剩一個月。」

又來。怎麼會有這麼誇張的事？

難道神明連化療這個最後的唯一希望都要奪走？接著，「你們要不要暫時回家？」

醫生這麼建議。回家不代表病會好。一想到病情惡化的狀況，我就覺得還是繼續住院比較妥當。但是，失去這次的機會，很可能再也回不了家。這是醫生的擔憂，同時也是最後的提醒。

奈緒在家裡顯得精神奕奕。

即使我跟他說好好休養，她還是喜歡在廚房下廚。幫兒子換尿布、泡牛奶。就算發燒，也堅持親手這些事。

「路上小心。」

奈緒笑著送我出門。

還有多少次，可以讓她這樣送我去上班？

雖然我笑著跟她揮手，但一轉身背對她，眼淚立刻掉下來。

奈緒的媽媽，白天會來陪她。因為她沒有足夠的體力，自己照顧兒子一天。

「結婚以後，我只想吃奈緒做的飯。」

她記著我的玩笑話，無論媽媽說多少次「我來煮」，她還是拒絕。

「因為他喜歡吃我做的菜。」

就連因為化療的副作用而覺得不好受的時候，她還是會笑著幫忙擺餐具。

咖哩中切成細絲的馬鈴薯

和奈緒交往之後，她就常為我下廚。

咖哩是我最喜歡的料理之一。不過，我討厭吃馬鈴薯。聽起來有點任性，但我就是覺得咖哩加進大塊狀的馬鈴薯，吃起來很麻煩。

我至今都還記得她第一次為我煮的咖哩飯。她把馬鈴薯切成一公分的小丁，入口即化，口感相當綿密。而且，配料中還有我喜歡的維也納香腸。

我不記得自己有跟她說過，煮咖哩時馬鈴薯切小塊一點比較好吃，或要求她這麼做。只有一次開玩笑地說「真的很討厭吃馬鈴薯」。但奈緒牢記在心裡，照我的喜好，做出我喜歡的咖哩。

說到馬鈴薯，因為她知道我不喜歡馬鈴薯，所以從來沒煮過馬鈴薯燉肉。我也討厭吃碗豆，所以湯裡面從來沒出現過碗豆。

漢堡排、瑪德蓮蛋糕……，她一知道我喜歡吃什麼菜和甜點，就會親手為我做。餐桌上永遠擺滿我愛的菜餚。

我不會說「好吃」，當然也不會刻意嫌「難吃」或「味道有點淡」。可能因為我比較害羞吧，所以一向安靜地吃著。但不知為什麼，每當我覺得「有點…？」的菜，下次再吃到的時候，竟然都變成我喜歡的口味。奈緒也沒問過「好吃嗎？」，因此大概是從我的表情看出來的吧。

「很好吃。」

身為電視主播的我，工作是說話。我深知語言的重要性，也知道應該說出這句讚美，究竟為什麼我難以啟齒？

奈緒的笑臉——彷彿在告訴我，不必特地說好吃，讓我可以盡情地跟她撒嬌。

餐桌上的笑容，與以往相同。

飯後是寶寶的洗澡時間。我先到浴室等著。奈緒再把兒子抱來。我生澀地接過兒子，幫他把全身洗乾淨。

「洗好囉。」

我對奈緒說。

「喔，來了。」

她拿著淡藍色浴巾，打開浴室的門。接過兒子、用浴巾包起來，以自己臉貼著兒子的臉，寵溺的蹭了蹭。

三人出發前往竹富島

十二月底。化療藥失去效用。

但奈緒堅持「想打」。

醫生好幾次建議「要不要轉安寧療護？」意思是，既然化療物效果不彰，且會引起強烈的副作用，不如調整治療方向，緩和癌症帶來的病痛。但這同時也意味著「終點」。

奈緒已經不能拿下帽子。雖然帽子底下露出了一點頭髮，不過那其實是假髮。副作用導致她嚴重掉髮。但她從沒因此感到傷心或痛苦。

「身邊的人比我更辛苦。」

這是奈緒的口頭禪。

竹富島旅行是我們一家三口當時的精神支柱之一。

竹富島屬於沖繩八重山群島，從石垣島搭乘高速船只要十五分鐘。繞島一圈連十公里都不到的小島，到處都是星沙，家家戶戶的紅瓦屋頂，展現出獨特的地方特色。

我在讀賣電視台「料理東西軍」中擔任三宅裕司的助理，大概是十年前的事吧。為了採訪而初次踏上竹富島的我，完全愛上這裡。自此以後，我每兩年就會請假到這裡玩。

以前就一直很想跟奈緒來，但因為節目「ten.」太忙而錯失良機。我們交往之後，也經常聊到竹富島。

我想帶奈緒去。

想讓她看看島上的風景。

自從奈緒生病以來，這個想法始終存在我心裡。

但是，考量到治療和她的身體狀況，一直沒有去實現。不只是出遊到近郊走走。而是搭飛機或船。來一趟長途旅行。

兒子出生、確定癌細胞轉移後，我豁出去了。

我決定利用新年的假期，帶全家到竹富島。

我立刻跟自己常住的旅館，訂了一間三人房。

「奈緒，我們三個人去竹富島玩吧！」

「好。」

「我絕對要帶你們去。」

「好，我也會加油。」

雖然我和奈緒這麼講，但老實說，我有點半放棄了。

就常識來看，根本不可能去旅行。但我們決定要三個人一起活下去。

既然要三個人一起活下去，就必須有「希望」。

竹富島旅行，是我和她之間僅存的希望之一。

我把自己寄託在這個希望上。少了「希望」，我根本無法站在攝影機前。

竹富島上的幸福片刻

年底的最後一天播報。

節目結束後，我立刻躲到廁所大哭。

「謝謝」、「辛苦了」在大家此起彼落的聲音中，我突然不想被人看見自己脆弱的模樣，走出攝影棚，躲進廁所間。

大概是心力交瘁吧。

太多太多壓力。老實講，我已經撐不下去了。

晚上，照顧發燒的妻子，整晚擔心不已；白天把奈緒交給岳母照顧，我去上班，播報結束回到家立刻顧小孩。這段期間，我到處蒐集資料，想找到兩全其美的方法，但還是找不到更好的辦法。

由於奈緒更加痛苦，所以我不可能在她面前承認自己快崩潰了，但不知是我無法再繼續耍酷，還是我沒有耍酷，所以才會覺得崩潰。

奈緒罹患乳癌，目前病況不佳的事，我只讓少數人知道。

如果我公布妻子得「乳癌」的消息，「副作用很難受吧」、「沒問題吧」等，儘管大家會出自好意關心，但一定會有相關報導出現。而且，我還不得不播報自己的新聞。留在主播檯上的我，勢必得面臨這種情況。

我不希望大家覺得「這個主播的老婆得了乳癌，現在病得嚴重」。不，奈緒是最不想要別人用這種眼光看我的人。

所以，我努力讓自己看起來很堅強。

在錄影棚做好主播清水健的工作。為脆弱的自己戴上面具。雖然僅僅一、兩個小時，但只有在這麼一小段時間裡，我可以扮演主播清水健的角色。當時，下了主播檯以後的清水健，就是個只會哭的可憐男人。之所以沒有對其他人說，不，應該說難以啟齒，是因為不想讓別人看到軟弱的「清水健」。所以我努力裝堅強。在電視上也是……。

現在，很多人會說我「辛苦了」或「很堅強」，但絕對不是這麼回事。堅毅的人是奈緒，不是我。

由於是年底，所以節目會舉辦尾牙。

那個時候，我經常在節目開始前二、三個小時，才急急忙忙地抵達錄影棚，算是相當不敬業的主播。雖然對工作人員造成很多麻煩，但尾牙當天，他們還是讓我第一個致詞，放我早點離開。

知道我的事情的人，對我說「辛苦了」、「明年再一起加油吧」，明年……，會變怎樣？說真的，連我自己都無法預測。

二〇一四年十二月二十八日。

旅行前一天奈緒躺在醫院的病床。從前一天就高燒不退，病況非常差。根本無法從病床上起身。

二十七日晚上，我問她「還要去嗎？」即使發燒，她還是堅定地說「要」。

我瞞著奈緒打電話給竹富島的旅館，跟他們說可能會臨時取消，那天，我們去了醫院一趟。

連續打了三天抗生素點滴和打白血球增生劑。或許我和大阪醫院的醫生們，都覺得「順利成行的話，這可能是最後一次了」。奈緒的主治醫師木村醫生，雖然放假但還是來醫院確認她的狀況並且做了血液檢查。

現在想起來，我只能說一切都是「奇蹟」。奈緒的各項數據都非常漂亮，脫離了最險惡的狀態。

大阪醫院的醫生也判斷「國內旅行應該不會有問題」，並聯絡沖繩的醫院以防萬一。

十二月二十九日。

奈緒、我及兒子三個人，在關西國際機場候機。準備從這裡搭兩小時半的飛機前往石垣島。

奈緒推著嬰兒車撐住身體，慢慢走到登機口。其實這輛嬰兒車是她精心選的。選來選去，最後才挑中的嬰兒車。然後，這天是她第一次有機會推嬰兒車。

我們從飛機上看到蔚藍透明的海，抵達石垣島的機場。

第一次的三人親子旅行。

奈緒應該也有點擔心吧。一下飛機，就立刻發訊息跟自己的媽媽報平安。

從新石垣機場到石垣離島碼頭，要先搭計程車，再轉高速船。奈緒的身體狀況還很穩定。

這樣我就放心了。

抵達竹富島，入住熟悉的旅館、放好行李後，我立刻開口邀她。

「我們去看海吧！」

「好啊！」

我們要去的是 Kondoi 海灘。

彷彿無限綿延的白色沙灘，和另一邊的遼闊海洋。

翡翠綠的大海，在夕陽照射下，閃耀著一閃一閃的淡金色光芒。

「好刺眼。」

奈緒的眼睛瞇成一條線。難怪她會覺得刺眼。仔細想想，這幾個月以來，她不是待在病房就是家裡，回到家也因為怕引發感染，所以足不出戶。好久以來第一次暴露在自然的光線下。

但她的表情散發著光輝，眼裡滿是笑意。

而且，奈緒緊緊將兒子抱在懷中，散著步。

不過前兩天，無法從病床上起身的她、連步行都有困難的她，現在竟然用雙手抱著兒子走著。

「陽光真舒服啊。但小孩好像會曬傷。膚色很白。」

「哎呀，男孩子有什麼關係。」

「不、行（笑）。要做好防曬、要好好防曬……。」

我用奈緒剛懷孕時，我為了記錄歷程而買的單眼相機，拚命地拍她。

鏡頭下的她，展露出令我驚訝的笑容。既溫柔又堅強的母親的神情。笑聲隨海風飄揚，消失在浪花中。

「奈緒，會冷嗎？」

「還好，不冷。」

「真舒服。」

奈緒不停地磨蹭兒子的臉。

彷彿要把自已的觸感，刻劃在兒子身上。

「還好我們有來。」

她對我一笑。

「是啊。」

「啊，真的好舒服啊。」

「這就是你喜歡的風景吧。」

「對啊。我想讓你和兒子都能看到的風景。」

「謝謝……。」

Kondoi海灘上，只有我們三個人。

奈緒。

我。

還有兒子。

被我們獨占的海灘。

「好吧，我們來以海為背景，拍張一家三口的合照。」

我設定好自拍秒數。

按下快門。

拍下幸福的頃刻。將這一「頃刻」永遠留存在照片裡。

三人一起過新年

晚餐在旅館吃。餐桌上擺滿竹富島豐盛的山珍海味。

我後來才知道，當時奈緒寫 email 跟自己的媽媽說「我就是要吃鳳梨！」口腔黏膜炎導致嘴巴裡長滿水泡、連喝水都有刺痛感的她，一看到旅館精心製作的料理，便拿起一盤盤佳餚，開心地吃著，也將切成小塊的鳳梨，放入口中。

「好好吃！」她睜大眼睛說著。

我不停地拍下奈緒的每一瞬間。

「你究竟拍了多少張呢？」

我笑一笑，沒有回答。

「我的臉應該很腫吧？」

事實上，化療導致奈緒的臉部變得浮腫。但她依舊璀璨動人。她的笑容，閃耀得令我睜不開眼。

時間來到二〇一五年一月一日，竹富島。

這是兒子的第一個新年。也是我們首次一家三口一起過年。

啊，我們可以一起迎接新年。

我自己現在回想起來，都不禁想哭了。

謝謝妳，奈緒。

兒子，也謝謝你。

因為有你，所以媽媽和爸爸會更努力。非常謝謝你。真的很謝謝你來到這個世界。

那個時候，幸福的確來過。屬於我們一家三口的幸福。

還不能輕易認輸。
還沒結束。還有希望。
但奈緒和我心裡都清楚。
幸福的瞬間是有期限的。

「我想工作」

二日回到大阪，五日開始上班。

自從知道奈緒的癌細胞轉移了之後，我就不斷給節目工作人員添麻煩。請他們讓我晚點上班、常常在節目快開始的時候才匆忙地進到錄影棚。當然，也沒時間預先看完所有報紙或開會。更不用說採訪。也沒空像往常一樣，在播報後檢討自己的表現。

我真的要繼續以如此敷衍草率的狀態，留在主播檯上嗎？

這麼不敬業還可以當主播嗎？

我開始自問自答。

是不是應該辭去節目？我也跟製作人坦白地談過這個問題。

然而，了解一切的他，告訴我「你方便就好。我們會守護著你」。我有一位不但理解且願意支持我的主管。還有很多夥伴。明明是我應該守護奈緒，反過來卻有這麼多人為我守護。我很感動，但窩囊的我也覺得很不甘心。詛咒起病魔。

然而情況沒有任何轉變。

再這樣下去，我沒有辦法好好照顧奈緒，也無心工作。

我不想疏於照顧奈緒。在工作上也不想敷衍了事。但當時的我盡力做好一切，結果卻落得什麼都做不好。我放不掉心裡的疙瘩。

我現在到底能做什麼？

新年過後，奈緒的身體狀況明顯下滑。

由於癌細胞轉移到肝臟，惡化後導致腹部積水。就連穿著衣服，還是看得出來腹部鼓鼓的。手腳浮腫，相當腫脹。

一大早就到醫院接受血液檢查。

等了約二、三個小時，報告在中午前就出來了。我們兩個在候診室，牽著手靜靜地等著。

我很怕知道這次的血檢結果。連不是專家的我，都猜得到奈緒的各項數據應該都很差。即使要打化療藥，也要在數據好的時候才能打。白血球數值過低的話，打化療藥反而相當危險。

但奈緒還是想打。

因為她知道那是她唯一的救命藥。

不打化療藥，等於告訴她不再繼續治療。

「清水奈緒太太。」

聽到名字了。

我讓奈緒留在候診室，自己去聽醫生說明血檢結果。

不出我所料，數據變更糟了。

「不能打化療藥。」

醫生帶著歉意地說。

我要怎麼跟奈緒開口。

不可能跟她說沒指望了。

「等狀況好一點，就可以打化療藥了。」

「好。」

奈緒自己應該最清楚不過了。但她自始至終都還是說著，「我會加油。」「我很好。」

彼此都沒有多說什麼。因為她和我都了然於心。所以，我們什麼都不說。不講任何負面的話。

奈緒也沒問我和醫生談了什麼。

也沒主動向醫生或護士詢問自己的病情。

就只是默默地相信我，跟著我走。她一定很痛苦吧。會不安吧。很難受吧。

但她就只是咬牙忍耐，繼續給彼此笑容，不讓另一伴察覺自己的痛苦。這是我們夫妻的「相處之道」。

知道癌細胞轉移後，我說過一句話。

「啊，工作好煩啊。明天開始休假好了。」

這只是一句玩笑話。

奈緒咕噥地說。

「可以的話，我還真想去工作。」

我幹嘛跟最難受的人訴苦。抱怨什麼啊。

那次以後，我發誓再也不訴苦。雖然曾經差點打破誓言，但奈緒都咬牙忍耐了，我更要說到做到。

最後的一絲希望

在我心裡，還有一絲希望。

我發現抗癌新藥「奧拉帕尼」（olaparib）。

這種藥可有效治療帶有遺傳性的「BRCA1」或「BRCA2」基因突變乳癌和卵巢癌。「BRCA1」或「BRCA2」基因突變，約占遺傳性乳癌的一半。由於基因突變，導致罹患乳癌的風險高出一般人十倍至三十倍，終身罹患乳癌的機率高達八五％。美國女星安潔莉娜裘莉，即因家族中有多位女性近親死於基因突變的遺傳性乳癌，所以接受了雙乳房切除手術。

我把希望賭在這個「臨床試驗」上。

如果奈緒的乳癌是BRCA基因突變，也就是「基因異常」的乳癌，那就可以服用「奧拉帕尼」。當然，我不可能告訴她，這種藥不在本保險給付範圍內。如果花錢就能治癒，我已經做好借錢的準備。

新年期間，我帶奈緒一起到阪大（大阪大學）醫學院附設醫院。

「只是要去檢查看看是不是基因缺陷。」

我輕描淡寫帶過原因，問她要不要去。

通常檢查結果要等一個月才會出來，不知道是因為我的不情之請，或院方理解我們情勢緊急，所以一星期就看到結果了。

檢查結果出爐當天，我在回家的計程車上，對奈緒什麼都說不出口。

她不知道這次的檢查是為了進行臨床試驗。

而看到我失落的模樣，她大概也猜到結果不如預期……。

但她還是笑著。

「太好了。不是遺傳性乳癌。」

「BRCA1」和「BRCA2」的基因突變，不只會造成乳癌。從母親遺傳到這些基因的男生，前列腺癌和胰臟癌的風險也會變高。所以說，如果奈緒的基因異常，理論上兒子罹患癌症的風險也會偏高。

奈緒因為發現這一點小確幸——微微的幸福而感到開心。

我坐在計程車，心裡對她感到抱歉。

對不起，奈緒。我已經無能為力了。

瘟神

一月的 CT 檢查發現肝臟萎縮、腹水變多，也開始出現肺積水。醫師說，「我們先停止施打化療藥」。

去竹富島之前才剛打過，過個年就變成無法再繼續打。即使打點滴，數據也沒有好轉跡象。已經失去所有可以改善數據的方法。

主治醫生說「先停止」，聽起來就像是最後的通知。

奈緒的病情日益惡化，痛的部位越來越多。

這樣不可能等得到可以施打化療藥的時候。臨床實驗也無望。只剩下安寧療護可以選。

安寧療護——意思是鎮痛，也就是放棄積極治療。

我在一月底時，決定轉入安寧療護。

我不想讓奈緒再受苦下去。

同時，我也跟電視台請了假。

的確，奈緒會很高興我正常工作。她也希望如此。但是，我現在能做的，只有多爭取和她與兒子的「天倫時光」，多一秒也好。

我沒有和奈緒討論，一月向「ten.」請了很多次假。當然，我也有再也回不去主播檯的覺悟。

「我下星期要開始放假了。」

我一說，她馬上垮下臉，但沒有問原因。

「有點累呢。」

我說了一個不如別講的理由。

原本沉默的奈緒，小聲地開口。

「對不起……。我這個瘟神。」

我瞬間沒聽懂她的話。

瘟神。我反芻她的話。

「妳在胡說什麼啊！」

「……」

「妳才不是瘟神！不要講這種話！」

這是我第一次也是最後一次罵奈緒。

我不是生她的氣。而是對讓她說出這種話、沒出息的自己生氣。

那麼貼心、從來不喊「痛苦」的奈緒，我為什麼讓她說出這種話。

為了生下這麼可愛的兒子、深愛著我的她，哪是瘟神。

「對不起……。」

我緊緊抱住她。

該道歉的人是我。對不起，奈緒。

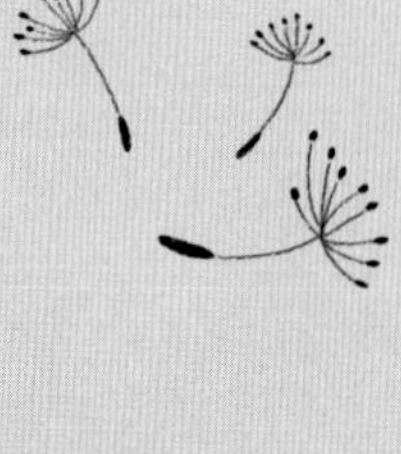

第4章

緊急住院。最後的道別

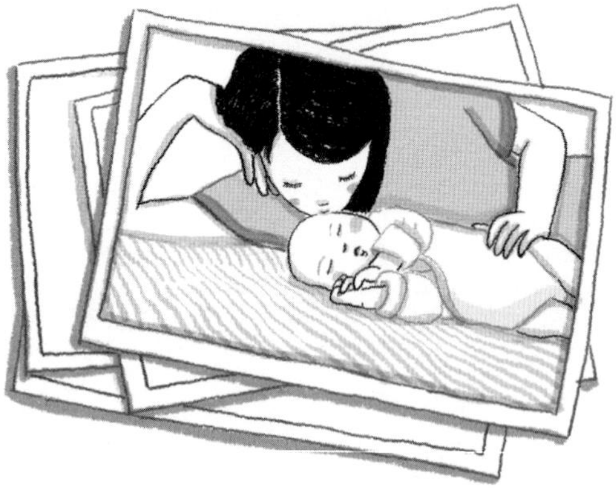

凌晨三點。我再也看不下去。

於心不忍。身為奈緒的丈夫，不忍她如此痛苦。

而身為孩子的爸爸，

也不希望兒子看到媽媽被病痛折磨的樣子。

「但是，我不哭」

我瞞著奈緒，偷偷查詢居家醫療和臨終照護的資料，一有時間就四處詢問。

不讓她感到難受、害怕、疼痛。

我決定這麼守護她。這也是我唯一能做的。

轉入安寧療護──按下這個「開關」的不是別人，正是我。啟動「開關」，等於結束了奈緒的一生。

到處奔波的我，內心像被撕裂一樣。我想要她活下去。但現在的我卻是忙著處理她的臨終。雖然是為了她，但實際上卻為她的後事做準備。

其中一個選擇是安寧照護（安寧病房大樓）。

大阪也有設備完善的安寧病房。

但我從未考慮過安寧病房。

「奈緒，要轉安寧病房嗎？」我問不出口。

就算她自己很清楚狀況，但才剛生下兒子、初為人母不到三個月。

我最後找到的是位於神戶港島（Port Island）的兒童癌症治療機構「兒童化療之家」（Child chemo house）。

這個機構簡稱「兒化之家」，是日本第一個將接受治療的癌童與家人的生活品質，納入考量而成立的癌症專門機構。在這裡，家人可以一起生活，並接受專業的治療。由於相當重視生活品質，因此整體看起來不像醫院，反而比較像是休息的地方。就像在家一樣舒適。

治療的同時，也能與孩子一起生活。

我就是為了這一點而來。

我拜訪了「兒童化療之家」的楠木醫生，向他說明情況。醫生體諒我們的狀況，也到家中看診多次，確認病情以備不時之需。

奈緒也看過「兒童化療之家」的簡介手冊，「這間兒童化療之家的病床看起來滿舒適的，環境應該不錯吧。要去看看嗎？」

「好。」

我們也曾經這樣聊過。

我們也可以趁我休假的時候，轉入「兒童化療之家」，但奈緒跟我都還沒放棄與病魔抗戰。

雖然醫生說「很難再施打化療藥」，但有時候看到奈緒狀況不錯，又開始期待還可以打吧。奈緒的母親也會來家裡幫忙，兒子、奈緒及我就這樣平淡地過日子。奈緒的笑容從沒斷過，也還能正常溝通。

時間來到二月五日。

我們抱著一絲希望，到JCHO大阪醫院做血液檢查。

一樣要等兩小時。

我的感覺依舊比實際的等待時間更漫長。

沒問題的。我對自己說。

但是，我走進診療室後，主任醫師馬上低頭說，「不能再打化療藥了。」

當天晚上。

我把兒子託給自己的父母照顧。

難得剩下我和奈緒單獨在家。

「狀況很差。……妳應該也有感覺。」

「嗯。」

「所以，不能打化療藥。」

「嗯。」

「奈緒，對不起。」

「嗯。」

「對不起……，奈緒，讓我哭一下。」

控制不住。明明發誓不在奈緒面前哭，眼淚卻一直掉下。

「嗯。」

「奈緒，妳想哭就哭，沒關係。」

「嗯。但我不哭。哭了，就什麼都毀了。」

「……。」

「我還想當一個好妻子、好媽媽。」

我放聲大哭。泣不成聲。我知道自己不能哭，但卻在不輕易流下眼淚的奈緒面前，一個人哭著。

我對奈緒說。

「我們來做個約定。之後如果妳覺得痛苦，一定要講出來。我也會跟妳說。痛苦的時候，我會告訴妳，所以妳也要告訴我。妳要記得這個約定。」

「嗯。」

「不要再忍耐了。」

「嗯。」

第一次說洩氣話

隔天早上六點，奈緒第一次流露脆弱的心聲。

「好難受……。」

「怎麼了？」

「呼吸……困難……。」

醫生說過，腹水和肺積水增加，有可能導致呼吸困難。一定是這樣。

她每說一個字，就喘不過氣。

「知道了。我們去兒化之家。」

「很痛苦……，去……近的……醫院。」

「好。」

我們立刻搭車前往大阪醫院。我在車上聯絡主治醫師，一抵達醫院便馬上開始急救。

緊急住院。

「氧氣濃度是多少？」、「奈緒，哪裡痛？」，醫生迅速且冷靜地檢查病情。現在想起來，大阪醫院的主治醫師和護士們，真的都很照顧我們。但，奈緒的身體已經無法繼續施打化療藥。為了緩和她的痛苦，只能打止痛針。

只剩下這些藥能緩和疼痛。

醫療麻醉藥和類固醇。

但肝功能極差的奈緒，一旦注射麻醉藥和類固醇，便可能產生出乎意料外的強烈副作用。血液中的阿摩尼亞值升高，也可能出現肝性腦病變。正常來講，應該在肝臟中被代謝掉的毒素，堆積在血液中，當這些毒素進入腦部，就會抑制腦的活動。患者會開始出現神智不清、幻覺、意識錯亂等病狀。使用醫療麻醉藥和類固醇，有加速產生意識障礙的風險。

不受苦、不害怕、不痛。

對於我所愛的妻子、心愛兒子的母親，這是我現在唯一能為她做的。

「清水先生，你想清楚了嗎？」

醫生催我趕緊下決定。

下決定。又必須由我按下「開關」。我了解奈緒的病情，也知道注射以後會發生什麼事。

「會分不清楚夢境和現實」或「可能失去意識」。

如果不按下開關，或許還能再多活一天。奈緒或許「還想再努力」。但是，我這麼做是不是奪走了她的人生呢？

如果她還想再多說一個小時的話。

然而，所有的開關都必須由我按下。理應由身為丈夫的我下決定。只有我能做決定。

我不想讓她繼續受折磨。
我不想看著她再受苦。

但是，沒了痛苦的同時，也可能失去意識。
奈緒、奈緒會希望我怎麼做？
「嗯。」
她會這麼點點頭。我可以想像得到她的回應。
「醫生，那就拜託您了。」
最後，我又按下了「開關」。

奈緒戴上氧氣罩，用點滴注入精神穩定劑、類固醇及醫療麻醉藥。也開始用點滴注射預防肝性腦病變的藥。原本瀕臨病危的奈緒，病狀在一小時過後竟然奇蹟式地穩定下來。我立刻打電話通知所有親朋友好到醫院來。即使痛苦，奈緒還是笑著和朋友聊天。奈緒的父母也趕到醫院，平靜地談天說笑，度過寶貴時光。

我在一旁看著奈緒，感到非常後悔。

為什麼要在她面前哭。

為什麼。

在心裡下定決心，要讓她懷抱「希望」到最後，為什麼要哭。為什要做這種把她推入谷底的事。

如果我沒說過那些話、沒在她面前哭，奈緒、奈緒就……。

緊急住院隔天，二月七日。

我和奈緒單獨在病房說著話。

「要睡了嗎？」

深夜時分，我擔心她的身體，問了一句。

「還好嗎？」

「嗯，幫我跟大家說『謝謝今天來看我』。」

「好。有話要跟爸媽和哥哥說嗎？」

「『要再來看我』。」

「好。」

「對可愛的兒子呢？」

「『今天也很乖喔。下次再一起去玩』。」

「好。我會好好抱抱他。」

「嗯。」

「我會跟他說，媽媽稱讚他是個乖孩子。」

「嗯。」

「健，你明天要叫醒我喔。」

「……好。晚安。」

奈緒安靜地閉上眼。

然後，這變成了在她神智清醒的狀態下，我們的最後一次對話。

到了凌晨，肝性腦病變急遽惡化，她已經分辨不清誰是誰，也聽不懂大家在說什麼。

病況急轉直下

太快了。

每位醫生都這麼說。

二月五日，接受最後一次血液檢查時，主治醫師才說，「剩不到一個月的壽命。」

但是，隔天病情卻急轉直下。所有人束手無策。

肝性腦病變加速惡化，奈緒已經不是奈緒。

然而，她並沒有發狂或大吼大叫。主治醫師和護士們看到這樣的奈緒，皆不禁感到「從來不給身邊的人添麻煩，真是很奈緒的作風」。

但已經沒時間了。

轉院

二月八日，星期日早晨。

奈緒至今的笑容，感動了許多人。

在大阪醫院醫生大力協助下，我們順利轉院。「兒童化療之家」的楠木醫生也特地從神戶來大阪醫院接我們。轉院時，奈緒的狀態很差，所以必須由醫生陪同搭乘救護車護送。

我們坐上救護車。必須做好心理準備面對最糟的情況，奈緒的母親也一起搭上救護車。我、楠木醫生還有奈緒的母親。三個人一起守護著她。

救護車搖晃得比想像中還厲害。原來救護車這麼晃啊。這是我第一次搭救護車，因此對於劇烈的搖晃感，記憶非常深刻。

當時是吐氣都會冒出白煙的冬天早晨，我卻滿身大汗。會這麼熱，是因為暖氣嗎？還是焦慮？我不確定。我握著奈緒的手，不停說話。

「沒問題，不會有事的。」

開往神戶的路程，讓我覺得異常的遠。

我們在中午前抵達了神戶港島的「兒童化療之家」。

奈緒的父親、哥哥一家人，以及我的雙親、親戚，全部的人都到齊了。轉院到這裡，意味著「臨終照護」。自我從二月開始請假，開始陪伴、照顧她的時候，就有機會轉到兒化之家。

但我不能強行把「想活下去」的奈緒帶去。我想要她活下來，也為了我們的兒子，懷抱著生存的「希望」直到最後一刻。

緊急住進大阪醫院後，之所以還在猶豫轉院與否，也是基於相同的原因。我希望她能活下來。

轉入兒化之家後的奈緒，已經神智不清，無法正常對話。我不想再回憶起當時的情景。

她始終意識模糊，張開眼就問一些小孩才會問的問題。

「這裡是哪裡？」

「神戶的兒童化療之家喔。」

「這是誰？」

「妳的主治醫生喔。」

然後，又開始恍惚。

醒來。

「這裡是哪裡？」

重複問這些問題。

一直以來包容我的任性的奈緒。接下來我一定要陪伴著妳。無論我做過什麼、說過什麼口無遮攔的話而感到後悔、對不起，我也要陪妳走到最後。

她不斷問同樣的問題，我不斷回答一樣的答案。說真的，看著她的模樣，我感到非常痛苦……。

我不知道她有沒有聽懂我的話。不過，她從沒對著我和兒子問「這是誰？」她一定還認得我和兒子。我相信她記得。

最後的開關

轉進兒化之家的當天晚上，奈緒清清楚楚地說出了她從未說出口的話。

「好痛苦。」

「好痛。」

「很難受。」

稍不留意，她就自己拔掉點滴。

與病魔決死纏鬥。

她依然意識模糊，稍微清醒的時候，便痛到呻吟。難以忍受的劇痛。

從晚上十點開始，每一小時就痛一次，頻率也越來越高。

「不會有事的，不會有事的。有我陪著妳。」

奈緒每呻吟一次，我就緊握住她的手。我甚至不知道她有沒有聽到我說的話。

「再……，再一下子……。」

她嘟囔著，像是在說夢話。

什麼「再一下子」？

想再多活一下子？

會再努力？

還是，再一下子我的生命即將結束？

奈緒又拔掉點滴的針管，開始在病床上爬。彷彿看到前方有什麼一樣。

凌晨三點。

我已經不忍再看下去。

太痛苦了。身為奈緒的丈夫，我不忍她繼續受折磨。而身為兒子的父親，我不想讓兒子看到媽媽受苦的模樣。

她已經夠努力了。因為奈緒努力過了，所以……。

我通知醫生到病房。

兒化之家的醫生，先向我們說明止痛藥的使用和注意事項。打了止痛藥，可以馬上緩解疼痛。但這是很強效的藥。醫生表示，注射後，可能會導致患者失去意識。

我要再度按下「開關」嗎？

然而，能按下開關的只有我。能消除奈緒疼痛的人是我。

「岳父、岳母，就到這裡為止好嗎？奈緒已經很努力了對吧？」我詢問奈緒的雙親。

他們什麼都沒說，點點頭。

「醫生，奈緒現在很痛苦。奈緒她絕對不想這樣。她正在受苦。所以，醫生，拜託你了。」

「決定好了嗎？」

「是。」

我按下了開關。

最後一次打針。

藥一打下去，奈緒便開始出現痙攣。

臉色瞬間蒼白。

醫生立刻請護士進來。似乎是出乎預料外的緊急狀況。

「不可能會對這種藥產生這麼嚴重的不良反應……」連醫生都著急的緊急狀況。

二月九日凌晨四點。奈緒陷入昏睡。

奈緒的眼淚

我不知道該怎麼形容這兩天。

奈緒沒有再醒來過。

但只活了二十九年的奈緒，心臟還在跳著。就只有心臟還在跳動。也聽得到呼吸聲。

她的呼吸聲在我聽來似乎很痛苦。

「醫生，奈緒還在痛嗎？」

每看到醫生，我就要不斷確認。

「不用擔心。您的太太已經沒有任何痛苦了。」

但這是誰都沒體驗過的領域。有誰懂什麼是沒有痛苦？

我也不記得奈緒陷入昏睡後，自己做了哪些事。完全不記得自己有沒有吃飯、睡覺。我和奈緒一起徘徊在夢境與現實間。

到了最後離別的時刻。除了奈緒的雙親，奈緒哥哥一家人、我的雙親、姊姊一家人，全都聚集在醫院。

「奈緒，沒事的。大家都在喔。不用擔心。」

醫生說，患者在昏睡狀態中還是能聽到聲音。

我握著她的手，不停對她說話。

奈緒陷入昏睡後，心跳竟然非常穩定。規律地跳動著。

兒化之家的醫生也很驚訝。

「一直以來發生了很多意料外的狀況，這次也是以完全相反的方式令人出乎預料。心跳出奇地穩定。奈緒還想活下去。」

二月十日。

照常過著在兒化之家二十四小時的照護生活。

看著心跳穩定的奈緒，除了讓奈緒的父母和我的父母留在病房，我告訴其他人「醫生說沒事了」，請他們晚上先各自回家休息。

當天傍晚，我任性地要求讓奈緒、兒子和我三個人單獨相處。「大家」特地留了這樣的空間給我們。

我讓兒子睡在奈緒的枕頭上。想在我們的兒子身上，留下對「母親」的記憶，就連兒子在哭，我還是讓他繼續躺在奈緒的枕頭邊。

「奈緒，兒子正精力旺盛地哭著喔。」

我想要把兒子的哭聲，牢牢地刻印在她的心中。希望她記得。

「奈緒啊，妳希望我怎麼做呢？這樣可以嗎？啊，和我結婚，妳幸福嗎？快樂嗎？我都只想到自己吧。老是依賴妳。我這樣，真是對不起了。妳已經很棒了。真的很棒了。還生了一個這麼可愛的寶貝給我。謝謝妳，奈緒。」……但是，對不起。我、我什麼都沒辦法為妳做。對不起。對不起。

這大概是我有生以來第一次，像那樣連續哭一、二個小時。是奈緒讓我哭了。生平第一次發自內心地哭了。

「對不起。我救不了妳，對不起……，明明說過要保護妳，對不起，奈緒。」啊，原來我這麼愛她。

「奈緒，我好愛妳。」

哭累的兒子，臉頰緊緊貼著奈緒的臉，小小聲地呼吸。

終於，大家回到病房。

就在這個時候，奈緒突然發出聲音。

嗚ㄧ、嗚ㄧ。

似乎想說什麼。

「好像在找阿健。」奈緒的母親說。

「對啊，在找阿健，」大家這麼說。

她的呼吸聲確實變得和平常不同。或許她真的是在找我……。

我看向她。

淚水從奈緒的眼眶撲簌簌落下。

或許有人會說那是因為眼睛太乾燥。但奈緒用含糊的聲音，努力想要表達些什麼。

她用不同於吐氣─吸氣─吐氣─吸氣的呼吸節奏，邊哭邊嘟噥。

但我聽不懂她在說什麼。

是說「謝謝」嗎？還是「為什麼不早點告訴我？」、「兒子就交給你了」或是連到最後都要說「對不起」？這我一輩子都得不到的答案。

「但我不哭。哭了，就什麼都毀了。」

說過這句話的奈緒，在我面前哭著。

然後，又流下一行淚來。

我的直覺告訴我，離別近在咫尺。

二月十一日凌晨三點五十四分

兒化之家的醫生從心跳穩定的跡象判斷不會那麼快。但，不知怎麼的，當我看到奈緒的眼淚，就已經有心理準備了。而我知道，「時候」到了。

十日晚上，我移動另一張床，和奈緒的床併在一起，奈緒、兒子還有我，三個人一起躺著。

我原本打算不睡，但後來還是昏昏地睡去。雙方父母都看到我們三人躺成一個川字睡著。

「有種鬆了口氣的感覺。」

家父家母和奈緒的母親後來對我這麼說。

「看到那幅日常的幸福景象，覺得真是『太好了』。」

突然，我感覺到奈緒在叫我。
張開眼，看看時鐘。短針指著三。凌晨三點。奈緒好像在說話。
「奈緒……」
我喊了她幾聲。
嗚—、嗚—。
又是一樣的咕噥。
奈緒躺在我眼前的床上。

神情平靜。
奈緒的臉上，有一種說不上來的平靜。
「對不起，奈緒，對不起。」
我又不停地說著這句話。我只能一直道歉。但我還是想要保護她。守護她直到最後。明明發誓要保護她。卻保護不了……。對不起，奈緒。

我握著奈緒的手，不斷道歉。

大概過了三十分鐘。

咕噥聲停了，呼吸漸漸平穩下來。變成安靜深沉的呼吸。

輪到你了。

換你和媽媽說「再見」。

媽媽很愛你喔。有了你之後，擁有滿滿的幸福。

我把睡著的兒子，抱到奈緒的懷中。

我不知道是否有發生，但奈緒或許也對兒子說了些話。為了將來著想，

我也讓他們母子兩獨處了一下。

我靜靜地走出病房。

過了兩、三分鐘吧。

我回到病房的同時，在別間房間監控心電圖的醫生，也衝進病房。

「情況危急。」

我立刻叫醒待在其他房間的雙親四人。

「奈緒正在努力。請你們跟她說幾句最後的話。」

持續說了十分鐘或十五分鐘吧？

我已經沒有什麼話要說。我心裡早就知道會發生今天這種狀況。

雖然我的母親跟我說「跟奈緒好好在最後說幾句話吧」，但我真的無話可說了。

反而，我覺得這果然是奈緒的作風。直到最後一刻，都還替身邊的人著想。十日上午，心跳穩定到連醫生都覺得神奇，讓哥哥和姊姊可以先回家。

彷彿在告訴大家，「我沒事了。不用擔心喔。」

直到最後，仍然是那個說著「身邊的人比我更辛苦」的奈緒。應該是不想給大家添麻煩吧。

不受苦、不害怕、不痛。

我想著自己的承諾。

並且，希望奈緒懷抱「希望」到最後。

但是，所有折磨、恐懼、疼痛，都是她獨自承受。我想替她承擔的東西，其實全都是她自己背著。因為她到最後仍然只讓我看到自己的笑臉。

奈緒不想讓我害怕、痛苦、擔憂、辛苦。直到最後的最後，她都一直守護著我。愛著我。

謝謝妳，奈緒。

奈緒和我之間的對話結束了。我的感覺如此。雖然難以言喻，但彷彿醒悟般，恢復冷靜。也不再害怕她呼吸停止。

在她完全停止呼吸後，我有這樣的感觸。

啊，原來，一切都是她在承擔著。

二〇一五年二月十一日凌晨三點五十四分。

我再度讓兒子躺在身上留有餘溫的奈緒身旁。

讓他替爸爸跟媽媽撒撒嬌。

大口大口吸進媽媽的味道。感覺媽媽的溫暖。

爸爸已經撒嬌夠了。依賴得太過分了。

好了，跟媽媽做最後的道別吧。

在你身上，牢牢地刻印下媽媽的痕跡。

最後的道別

兒化醫院的人員問「您要不要幫尊夫人擦拭身體？」這道程序是在臉盆中放滿熱水，用毛巾擦拭身體。可以請院方幫忙，如果我願意，也能自己完成。

奈緒想要我幫她擦嗎？我考慮到她的感受，稍微遲疑了一會兒，但奈緒的母親說，「已經到最後了，你來擦吧」，我體諒岳母的心情，決定自己完成。

奈緒從來沒給我看過手術的疤痕。我猜她不想讓我看到。

我不知道自己猜得對不對，但這就是我們夫妻倆的相處方式。不想讓身邊的人難受的奈緒。我在這個時候，才第一次看到她的疤痕。

最後，我拿下她的帽子。

她在家裡也一直戴著的毛帽。

稀稀落落的頭髮。

奈緒的母親驚訝到說不出話來。岳母也是第一次看到脫下帽子後的她。

熱愛時尚而成為造型師的奈緒。

會有多害怕頭髮掉不停？

但是，她從沒向任何人提起自己的恐懼……。

妳真的很努力，奈緒。

我邊擦著她的身體，一邊想。

妳好棒，奈緒。
不希望看到任何人傷心。

我選了在竹富島的照片當作遺照。
結婚典禮的照片、婚宴的照片等，能用的照片很多，不過，我還是選了一張她抱著兒子，流露出「媽媽」神情的照片。掛著慈祥和藹笑容的她。

二月十四日。
很多人出席了奈緒的葬禮。
成了主角的她，應該會覺得害羞。

我站著致詞。抱著兒子。
「我要感謝所有愛護、關心內人奈緒的人，同時也要向您們致歉。我沒能力保護大家所愛的她。對不起。

不論治療有多痛苦、對未來有多麼不安，她總是說『身邊的人比我更辛苦』。從來沒在我面前哭過。十一日凌晨三點五十四分，臨終前也不讓大家擔心，而是安靜、平穩地睡去……。

但是，雖然內人奈緒如此溫柔、堅強，我現在卻希望她能夠盡情地哭。當你們想到奈緒，請和她一起哭。

我不知該如何面對這太快、太殘酷的現實……。一個星期前，她還說著『我想當個好妻子、好媽媽』。

但是，我要自豪地告訴她，妳已經是很偉大、很棒的妻子，也是了不起的媽媽。三個月大的兒子。兩天前第一次翻身成功。我多希望她也能看到。

我內心有很多不甘。也有遺憾。但我不認為這是句點。未來，我也要跟奈緒一起陪著兒子成長。

感謝各位一直以來的關心，也希望您們能持續守護這個孩子的成長和奈緒。這樣的我，幸運地有這麼棒的妻子。一年九個月的婚姻生活，是我所擁有的珍貴寶藏。

奈緒，謝謝妳。」

第5章

——

回歸節目

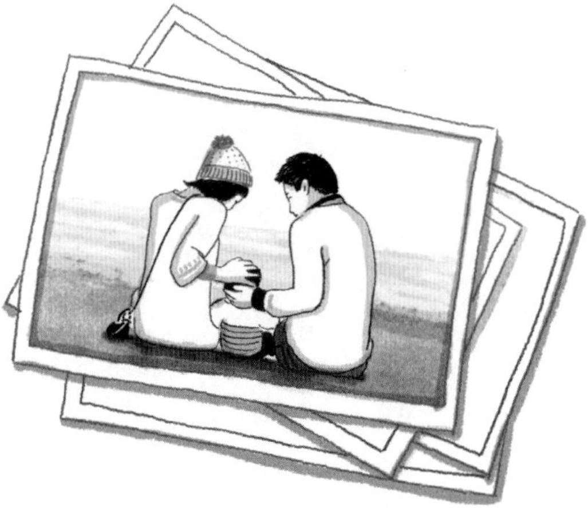

——

但是，奈緒真正的感受是什麼？
應該很害怕。很痛苦。
或許也很想大哭。
如果我們有一起懊悔地哭過，
偶爾大吼發洩情緒就好了。
如果我們曾一起大喊很害怕就好了。

回歸螢光幕

二〇一五年二月十九日。

睽違二十二天，我又重新回到「ten.」的攝影棚。從來沒奢望能再回來這裡。

坂製作人和節目工作人員的支持，讓我鼓起勇氣再度坐上這個位置。奈緒也是我回到主播檯的動力。很喜歡看我播報新聞的她，現在應該也在某個地方看著吧？

節目一開始，我先對所有的觀眾表達感謝之意。同時也對先前無法說明的事道歉。

「各位觀眾，大家好。歡迎收看『關西情報網ten.』。休息了半個月，我在今天正式回歸節目。之前為了照顧抗癌的內人，所以向電視台請假。感謝各位．體諒，我才能送內人最後一程。真心感謝大家的諒解。謝謝。從今天起，我會繼續以『ten.』主播的身分，認真為大家播報新聞。未來也請多多指教。」

說我整理好情緒了嗎？倒也不是。到現在都還沒整理好。

奈緒才二十九歲。剛生完小孩。這樣的人生對嗎？我不甘心。真的很不服氣。

如果我們有一起哭過就好了。

一起哭著大喊好害怕就好了。

我再也找不出答案，也不知道正確答案。但我一輩子都會活在這樣的想法中。

「隔了三週再回到『ten.』的攝影棚。儘管不顧一切向電視台請假，是為了照顧生病的妻子，但大家的溫暖給了我很大的勇氣，我要再次向所有人表達由衷的感謝。謝謝您們。而我想，電視機前也有很多正在與病魔纏鬥的病人和家屬。我希望能帶給這群人一點點能量。未來也將繼續以『ten.』主播的身分，認真播報新聞，和大家一起思考各種問題。歡迎收看『關西情報網ten.』，請多多指教。」

老實講，我也曾想逃避現實。不，我差點就逃走了。坐在主播檯上，告訴自己不能在鏡頭前哭。走進攝影棚就要表現出專業的樣子。這是本分。

但真的辦不到。這樣講不曉得有沒有到位，這個工作怎麼那麼殘忍……。

無論再痛苦、悲傷，該笑的時候要笑，裝作若無其事的樣子。我比之前更害怕面對鏡頭。但是，如果不是這份工作，我早就倒了。變得只會整天呆坐在妻子面前吧。

有時看著畫面，會覺得「啊，自己還是露出疲累的樣子了」，也苦惱過寡夫繼續當主播好嗎。「清水健的老婆年紀輕輕、二十九歲就過世了。他現在獨自扶養小孩吧」，別人會同情起自己吧？我不希望別人同情自己，有這種想法的人，真的適合繼續坐在主播檯上嗎？

然而，有了很多人的支持，我現在才能回到主播檯。

不過呢，情緒難免會產生更大波動。播報虐待事件時，會產生無法饒恕的心情。有疾病報導時，會痛恨起疾病。這種感覺難以言喻，但很明顯和過去的自己截然不同。但，這樣真的好嗎……？

這是「現在的我」。如果有些事只有我能做到、如果是由我才能傳遞出去的力量。我希望能成為一個真正理解人們痛苦與悲傷，「貼近」人心的人。這是我發自內心的想法。所以，我想繼續播報新聞，以這樣的心情站在鏡頭前。

看到櫻花，我就想到去年和奈緒一起賞櫻。生日、暑假、聖誕節、新年，頻頻想起去年的我們……。

心弦脆弱到快斷掉的我，停下腳步要做什麼？一直哭嗎？不對啊，應該往前走吧，有段期間我不斷開導自己。而且，一旦我停下來，大概就一輩子走不出去了吧。

回歸節目後，我在節目尾聲說「電視機前也有很多正在與病魔纏鬥的病人和家屬。我希望能帶給這群人一點點能量……」，這個想法越來越強烈。

有時候也會覺得自己撐不下去、已經到了極限。

太哀傷、太沉重、回憶太珍貴……。

但是，奈緒的笑臉，是遠存在我心中的寶藏。

我不能忘。她的笑容提醒著我「你還有自己的使命」。我收到她留下來的重要功課。這份功課太大了。但那是她對我的溫柔。

不單單是我。

自己所愛的人離世後，活著的人還持續跟生命對抗。絕對不是放不下，只是對抗永遠不會結束。我在葬禮上致詞時說到「我不認為這是句點」，其實我的意思是，人生沒有句點。

一起活下去。

我認為「對抗」就是這麼回事。面對眼前的事實，承擔一切。當事不如人願時，盡情傷心、痛苦、後悔。但是，也要替自己所愛的人承受一切，包括他的喜悅、哀傷、開心、痛苦等。然後，繼續前進。不這麼做，他們會擔心吧……？

經常給我許多意見的 High heel 蘋果，好幾次擔心地問「你知道螢光幕前的人，暫時離開節目會怎麼樣吧。一旦退出就可能回不來。你是主播，這樣真的好嗎?」。最後,我打電話告訴她「決定請假」,當天她還特地來電視局附近的咖啡廳,等我錄完「ten.」。聽完我說的話,她哭著說「好,我現在去你家。」

蘋果跟奈緒說「清健請假絕對不是為了逃避。你們絕對不是不幸的夫妻。你們非常幸福。有這麼可愛的孩子」,然後關上玄關的大門。她只在我家待了一分或兩分鐘吧。當時,我已經抱著離開節目的覺悟。

但是,大家讓我重新坐上主播檯,而且回去後,多次採訪了失去所愛的人。我曾想過,接受節目訪問,會不會讓家屬更悲痛。曾經走過悲傷深淵的苦痛,是絕對不容他人任意評論的。

失去自己愛的人時,我們會不知所措,獨自承受一切。把自己關起來。就像我一樣……。如果能使大眾「同理」這樣的心情,那便是我繼續採訪、傳遞訊息的動力。

說實話，有時候也會感到很痛苦。

受訪者的遭遇和我截然不同。但聽到他們的故事，還是會不禁想起奈緒。奈緒也是這樣嗎？想起很多很多事。也包括不願再想起的回憶。

但我仍聽著故事，跟他們一起哭，希望為他們注入前進的力量……。

我並不是在散布「可憐的故事」。而是想告訴大家，即便在人生中偶有駐足、回首過去的時刻，也要繼續努力往前走。正因我自己依舊無法往前看……，所以希望觀眾能從畫面中有所體悟，任何感受都好。這就是現在的我能做和必須做的事，是內人交代給我的功課。

害怕手機響起

雖然工作恢復正軌，但我到現在還是很怕看到手機。所有的檢查結果、噩耗。全部都是透過手機通知我。從來沒收過好消息。奈緒的抗癌過程中，從來沒有好消息。

又發燒了。
病情急速惡化。
或者……。
但我一定要看。

因為我發誓要守護她。

狀況緊急。

隨時病危都不意外。我想要守護奈緒。想幫她。想救她。想和她一起生活，哪怕多一秒也好。

我下定決心不讓她看到自己流淚——結果，卻在她面前哭了好幾次——而我獨自一人的時候，更是哭得唏哩嘩啦。

現在想想，她一定也自己躲起來哭過吧。

然而，她對我說「哭了，就什麼都毀了」。毀了的不是她，而是我。

奈緒一直守護著清水健這個小男人。

「真的沒事嗎？」

我不停地問她。

如果看起很好，就不會問對方沒事吧？雖然她明顯看起來一點都不好，但她的回答始終如一。

「嗯。沒事。」

不想給別人添麻煩。就是不願意。

這是奈緒的生存方式。她更不願意對最親近的丈夫造成困擾。不希望成為負擔。

所以她不哭。

所以她不吐苦水。

這是她的生存方式，因此我們從未一起哭過。這是我們夫妻的「相處之道」。

但是，奈緒真正的感受是什麼？應該很害怕。很痛苦。或許也很想大哭。

如果我們有一起懊悔地哭過，偶爾大吼發洩情緒就好了。如果我們曾一起大喊很害怕就好了。

倘若你身邊有親近的人生病了，我想說，「請陪他一起哭吧」，不，是「一起哭吧，沒什麼大不了」。

當然，社會上有各種「夫妻間的相處之道」、「家庭的相處模式」。而我覺得，多個「一起哭」的選項也不錯。或者可以共同討論「生死」話題的「相處模式」也很好。雖然我自己做不到……。

除此，也要分享彼此的心情。

找不到的「正確答案」

知道內人罹患乳癌時，我們就決定要「三個人一起活下去」。「選擇三個人共同生活」。

這個決定是對的。每當看著兒子的臉，我便有這樣的感受。然而，如果你問這是不是普世的正確答案，我是無法回答的。想法因人而異，而所有的想法和體悟都是正確答案。因為，這是自己與世界上最看重的人不斷溝通、為對方著想後所得到的最後答案。

正確答案不只一個。

我不曉得什麼是對的、何時才能找出答案……。但我會永遠不斷尋找。為了守護我們摯愛的兒子。也為了「追思」妻子……。

除了乳癌，受各種「病痛」折磨的患者和家屬，或許也會因為「什麼才是正確答案」而感到苦惱和迷惘。我也不例外，現在也還沒找到答案。經常後悔，自己應該多她多為做點什麼。

如今，回想那段歷程。

「陪伴」真正的意義是什麼？

煩惱、痛苦、哀傷、不安、喜悅。最難受的是患者本人。那身邊的人又能幫上什麼？和他們「一起」煩惱、痛苦、傷心、開心、笑、哭……。並且，「一起」相信未來，共同活在「當下」。

現在，正在面對「生命」、不分晝夜陪伴著病患們的醫護人員，請繼續協助患者和其家屬……。

現在，正在與「病魔」搏鬥的患者和家屬，「請加油」。

現在，正面臨「困境」的你，讓我們「一起加油吧」。

你絕對不孤單……。

我們的選擇，對我們而言都是「正確答案」。不論別人怎麼說。而我

願我們「夫妻的選擇」，可作為你的參考選項。

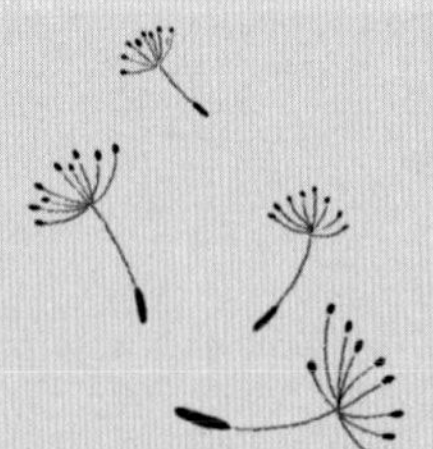

結語

我要感謝以下這些朋友……。

若一光司前輩一知道內人癌細胞轉移後，立刻和我在休息室哭了起來。野村修也律師與我討論多次，不畏眾人目光流下男兒淚。圓廣志前輩總是樂觀地問我「還好嗎？」。謝謝ALCHEMIST二人組為奈緒唱她最喜歡的「鋼琴與我」（ピアノトボク）。奧野史子介紹多間醫院，流著淚說「有我們在」為我們加油。當我打電話告知「奈緒得了乳癌」後，當天馬上帶著資料開車飛奔到我家，跟我說「這些方法應該可以提升免疫力」的赤星（憲廣）。寫email說「很抱歉我什麼都沒注意到。我會一直等你回來」的Masudaokada（ますだおかだ）的增田英彥。謝謝 Messenger 的會原和夫人幫忙蒐集新生兒醫院、幼稚園等資料。囑咐我「照顧孩子遇到困難的話，一定要找我們」的石田靖夫婦。在兒子一歲生日時，說「奈緒一定也很高興」，送他禮物的朴一。把奈緒當女兒一樣疼愛，對我說「期待你將與奈緒走過的歷程，傳遞給更多人知道」的山田美保子。有時很嚴厲，卻提供很多有用建議的大多和史繪醫生。

田崎史郎前輩、手嶋龍一前輩、岸博幸教授、住田裕子律師、竹田圭吾前輩、西田光前輩、西村和彥前輩、有馬晴海先生……。

鼓勵我「清健，接下來你就是獨當一面的爸爸了」的 High heel 桃子。「奈緒努力過了。而你也真的盡力了」，給我一個大大擁抱的 High heel 蘋果。

可苦可樂的黑田（俊介）一知道奈緒逝世後，馬上打電話來，貼心且溫暖地安慰我「還好嗎？有問題的一定要講」。

「我懂你的心情。奈緒永遠都在你身邊喔！」的上沼惠美子前輩。

用力拍拍我的肩膀說「真是了不起」的辛坊治郎前輩。

還有很多很多人……。

受到你們諸多照顧，卻無法告知實情的演藝圈朋友、工作人員。公司的主管、後輩。我要藉這個機會，向你們表達由衷的歉意和感謝。感謝坂製作人准假。在我休假期間，每天收到我寫信報告情況，一定很累。並且，在我一早打電話告訴他奈緒走了的時候，用啜泣的聲音在電話那一頭鼓勵我「奈緒盡力了。清水，我們會等你回來」。

還有，最重要的是，所有在電視機前為我們加油的大家……，真心感謝你們。

我並不孤單。

「思念」將延續下去，絕對。我會帶著這分「思念」，勇往直前……。

清水健

岳父、岳母，我真是個「幸福的傢伙」。我的父母對我說。「奈緒不在以後，我們現在終於深刻地懂了，為什麼你會和奈緒結婚……」。能和她「共結連理」，真是太好了……。真的。所以，我們還要繼續當「一家人」。

還有，害羞而無法好好對父母說聲「謝謝」的我，老實說真的很難單獨撐過來……。「謝謝」你們和我一起面對。往後還要勞煩你們多多費心。

另外，姊姊一家人、奈緒的哥哥一家人，大家留了無數的淚。這些眼淚都是支撐我走過來的力量。因為有你們的陪伴，所以才有奈緒和我們可愛的孩子……。我現在終於體悟到「家」真正的意義。

我要連同奈緒的份也一起……打從心裡「感謝」你們……，。

奈緒、我，誠摯地對你們說聲「謝謝」……。

我一定會好好守護奈緒珍重的一切。謝謝你們。

——健

致謝

「西川醫院・婦產科」西川院長和全體人員

「臨床胎兒醫學研究所」夫院長、中村護士長以及全體人員

「JCHO 大阪醫院」木村鈴醫師、大井香醫師以及全體人員

「加藤乳房診所」加藤醫師和全體人員

「兒童化療之家」楠木醫師和全體人員

「大阪大學醫學院附設醫院」

「足立醫院」畑山院長和全體人員

「日本醫療政策機構」宮田俊男醫師

教恩寺　釋妙華住持

給奈緒的話

還好嗎？

我在很多人的幫助下，生活開始恢復正常。

對了，有一件事非說不可。我們的兒子很不乖喔～（笑）。調皮又愛撒嬌。到底是像誰呢？眼睛都離不開他了。最近啊，我也會牽著他的手，一起到外面散散步。真是神奇，看著他一天一天長大。

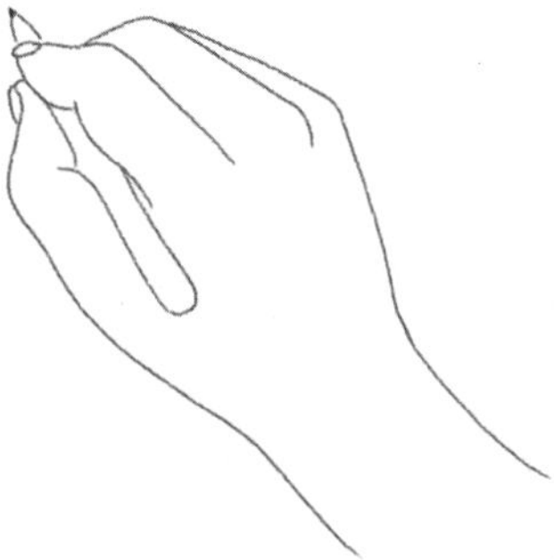

妳看到了嗎？

說真的，還是想和妳一起開心地看著他成長。看他開始爬行、站起來、搖搖晃晃地走路、搖手說掰掰、聽見別人叫他的名字，立刻滿臉笑容地舉手喊「右」……。想和妳分享這份喜悅。

真希望妳也能看到。媽媽妳會說什麼呢？

對不起，說這些又要讓妳擔心了。嗯，我們會好好的。因為有大家在。我並不孤單。所以，妳放心吧。

有點不好意思講，但一年九個月以來的婚姻生活，真的非常謝謝有妳。家裡擺著很多照片。都是妳柔和溫暖的表情。等我們最珍貴的寶貝「兒子」長大後，我要告訴他很多很多妳的事、媽媽的事。我一定會讓他知道妳的心情。每一張照片裡的妳，都掛著最美的笑容。

每一張。

就連躺在醫院的病床上，妳一樣笑著。即使化療藥的副作用讓妳因口腔黏膜炎而長了無數的水泡。當我感到疲憊、沮喪時，妳依舊笑著。在竹富島旅行時也一樣。現在我終於懂了。一切都已經那麼痛苦……。而妳那時候的笑容非常燦爛。那真的是最美的笑容。

妳以前總是笑著。

我討厭用「過去式」，所以我要改說無論悲傷、難受、痛苦，妳總是笑著。總是、一直為了「身邊的人」露出笑容。

我會大肆讚美妳的好。告訴我們的孩子，媽媽有多麼堅強和溫柔。

怎麼把自己的老婆捧成這樣啊。妳的苦笑浮現在我眼前。

不過，妳是我的驕傲。我真的非常以妳為榮。

所以，我要告訴兒子，他有一位多棒的母親。

在照片前，跟他說這是「媽媽」、這是「爸爸」。我覺得他好像聽得懂，每當他嚎啕大哭的時候，只要抱他到照片前，就突然不哭了。然後開始「啊～啊～」地發出聲音。

還是會傷心和寂寞。

但是，我一定會往前走。

不會再讓妳擔心。

我沒事。雖然不夠堅強，但我會好好的。有大家的幫忙。

這也是因為有妳。

所以啊，我只求一件事。

希望妳跟我們心愛的兒子講講話。保佑他平安長大。好好守護妳的兒子。

這種事不用我說，妳也會做吧，對不起。

唉，這樣不行。還是想哭。真是丟臉啊我……。

不行、不行，身為一個「丈夫」和「父親」的我。

不能讓兒子看到我哭哭啼啼的樣子。

沒事。

妳教會我堅強和溫柔。我從妳身上學到了笑容的力量。

記得妳說過，「還好生病的不是你，是我。」

妳真是堅強、善良，怎麼能說出這種話呢？

奈緒，我做得到嗎？

「沒問題。你一定可以」，妳會這樣講吧。

真不甘心……，我還是忍不住淚水。

好想妳在我身邊對我說這句話。挽著我的手臂。

真的很不甘心。我無能守護妳。為什麼、我真的很不甘心。可是，活力充沛的兒子，總是笑嘻嘻地來跟我撒嬌。我絕對不會讓他感到寂寞。絕對不會……。大家也會陪著我們。

真的，非常感謝所有人。

這是妳常掛在嘴邊的話。

「謝謝你們」、「我沒事」。

眼淚的意義會改變。

流逝的時間會深深刻印下來。

我們身邊有很多溫暖的人，提供各種協助。

由衷感謝大家。我要連同奈緒的份一起感謝你們。

但是，說真的，我只想要一個人的溫暖。想聽聽她的聲音。

對不起，又讓妳擔心了。

我們來做個約定。

要一直一直陪在兒子身邊。

我很好。

因為有妳、與妳一起走過這些日子，才有現在的我。

妳放心。

我們一起守護的東西，從今以後由我守護下去。

唉，還是想聽聽妳說話、感受妳的溫暖。偶爾還是會沉浸在悲傷中。

不過，我會往前走。即使難過，我還是會努力向前看。

還有很多事等著我去做。必須做的事太多了。

妳真的出了各種作業給我。

太難了啊，這些作業。

但是，我會鍥而不捨地問下去，就算沒有答案……。

直到現在，還是會不禁覺得，怎麼會有這麼悲傷的事情。

我知道「思念」一直都在。但依然好想妳，想再見妳一面。還是不願

相信。「我們心愛兒子」的一歲生日。雖然很丟臉，但那天我哭得唏哩嘩

啦。有人說「今天是奈緒努力的日子，所以我們要笑著過這一天」。說得沒錯。嗯，我知道，腦袋清楚得很。但做不到就是做不到……。

雖然傷心，但也從中感受到人的溫情暖意。

我討厭說這種話。可是，現在仍希望妳陪在我身邊。

但，妳真的「很努力了」，奈緒。

最後，妳是一位「媽媽」。獨一無二、最偉大的母親。

我一定會守護著我們的孩子。絕不放開他的手。

謝謝妳，奈緒。

真的謝謝妳。

將來也要延續「三人」生活的爸爸敬上

奈緒

永恆的笑臉

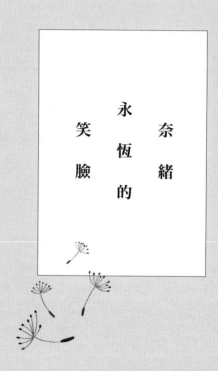

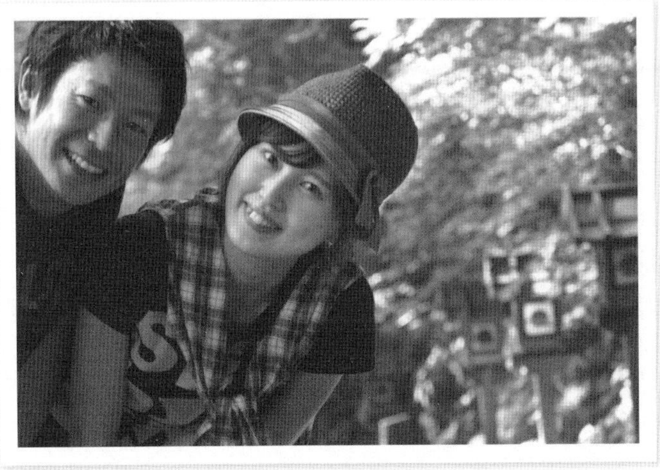

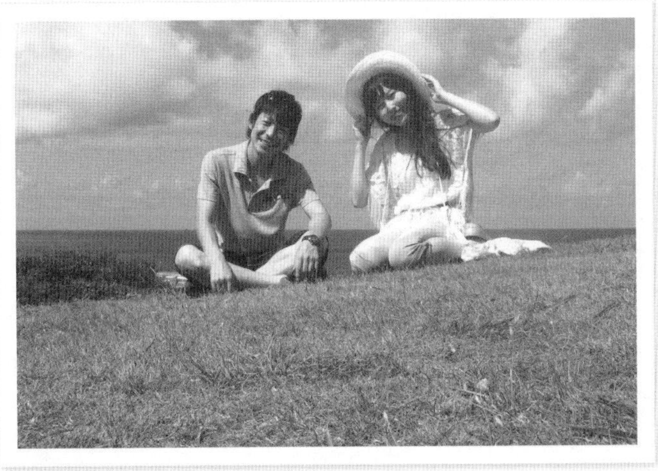

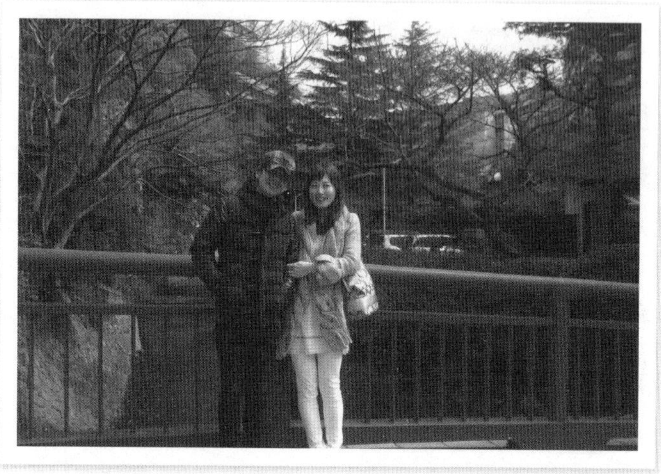

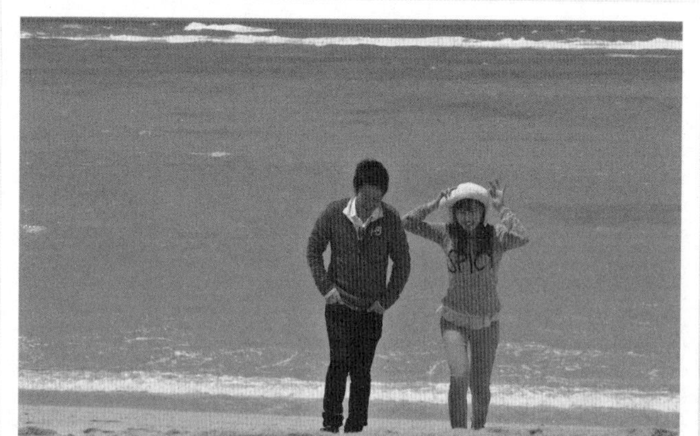

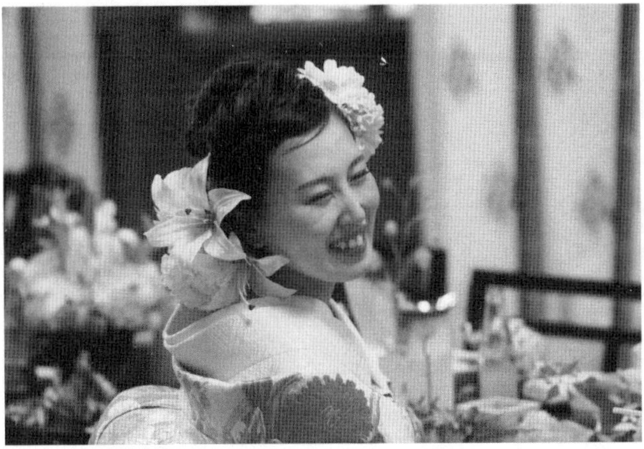

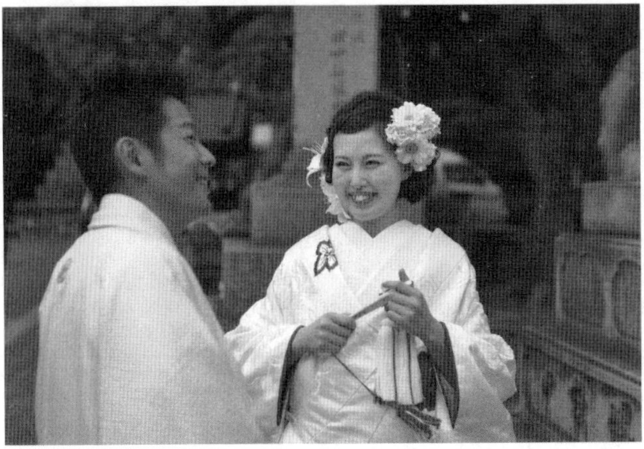

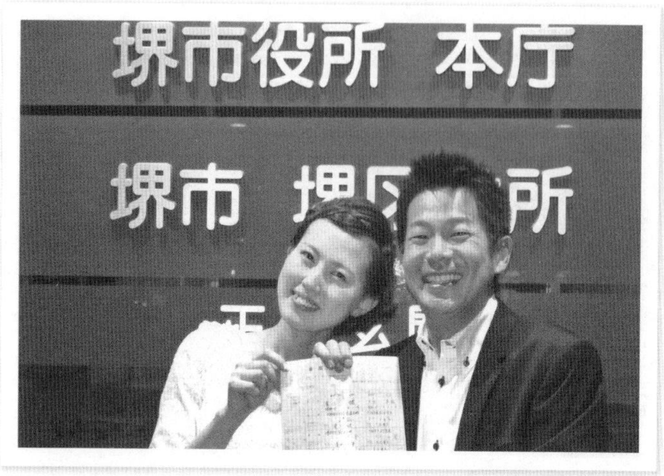
堺市役所 本庁
堺市

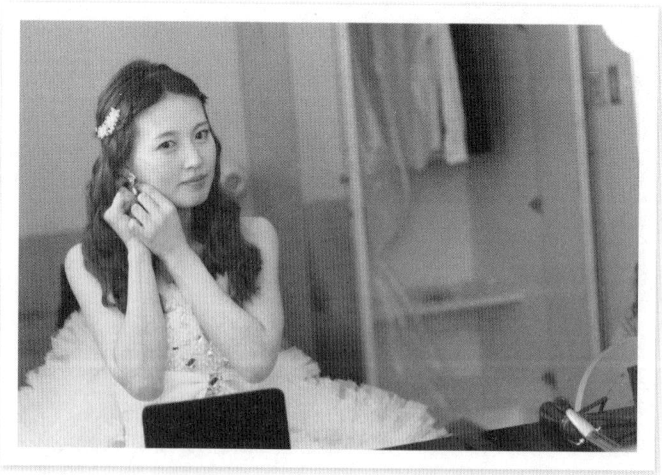

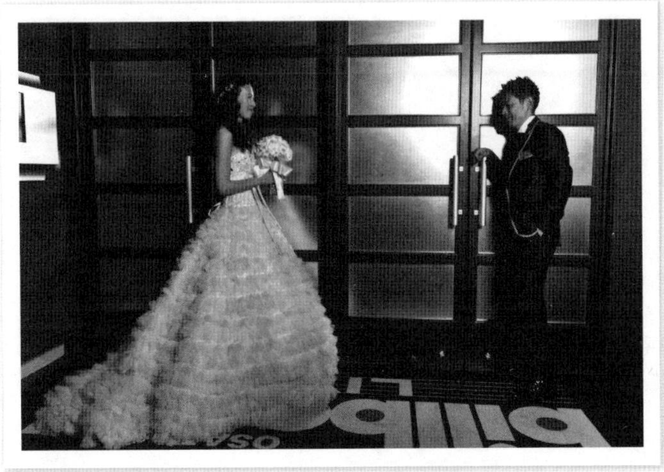

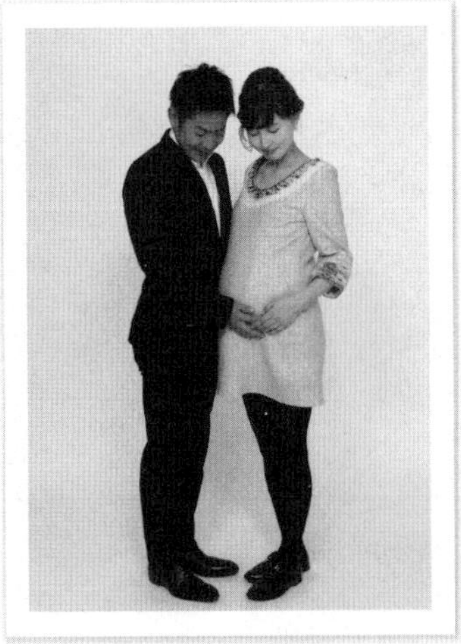

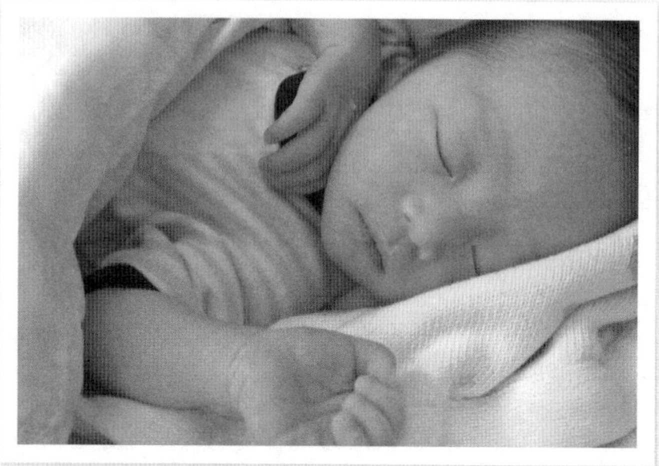

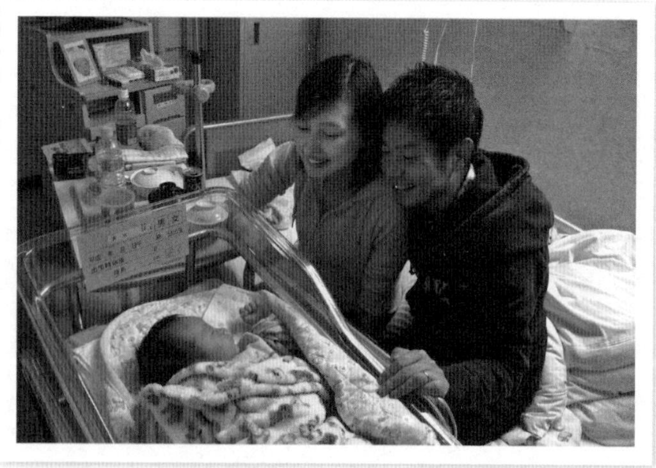

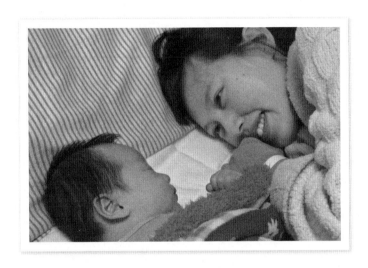

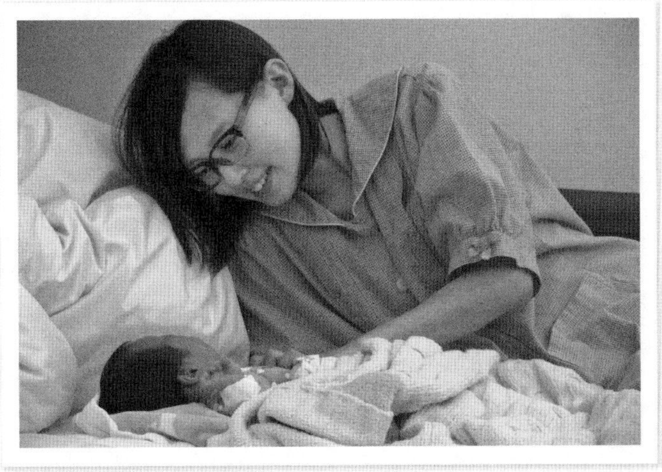

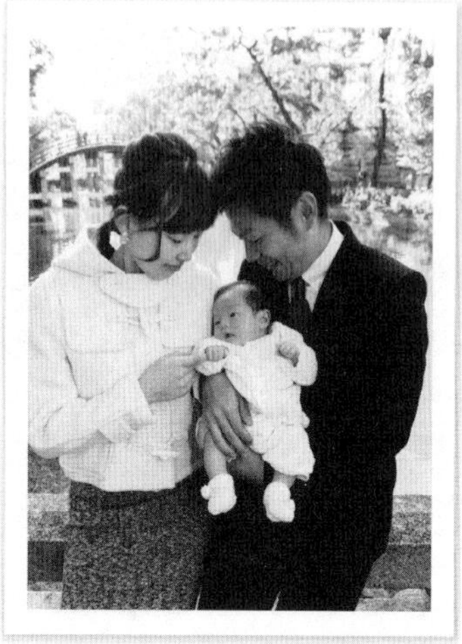

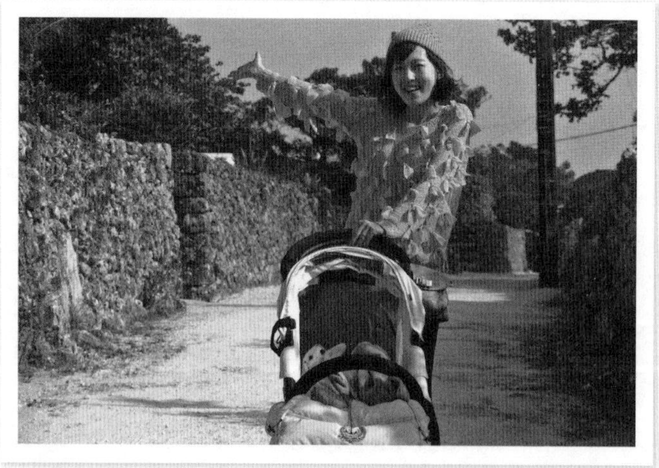

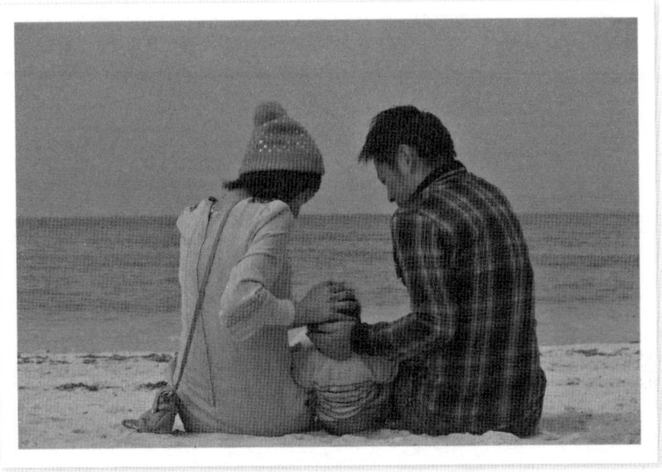

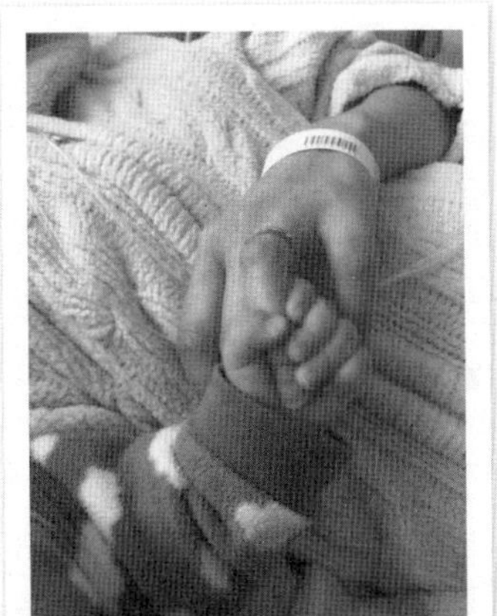

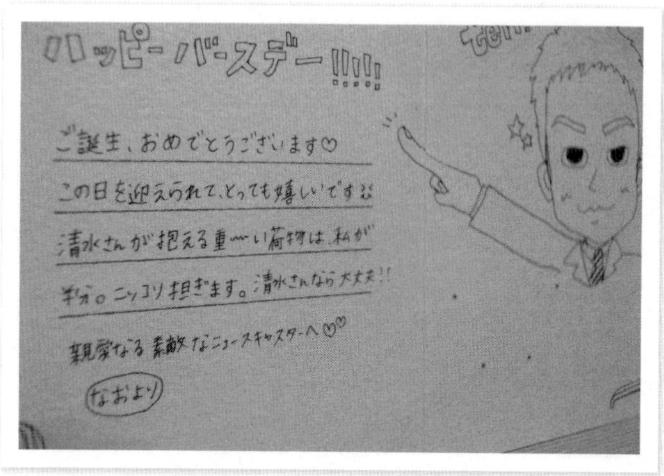
ハッピーバースデー!!!!!
ご誕生、おめでとうございます♡
この日を迎えられて、とっても嬉しいです☺
清水さんが抱える重〜い荷物は、私が
半分。ニッコリ担ぎます。清水さんなら大丈夫!!
親愛なる素敵なニュースキャスターへ♡
なおより

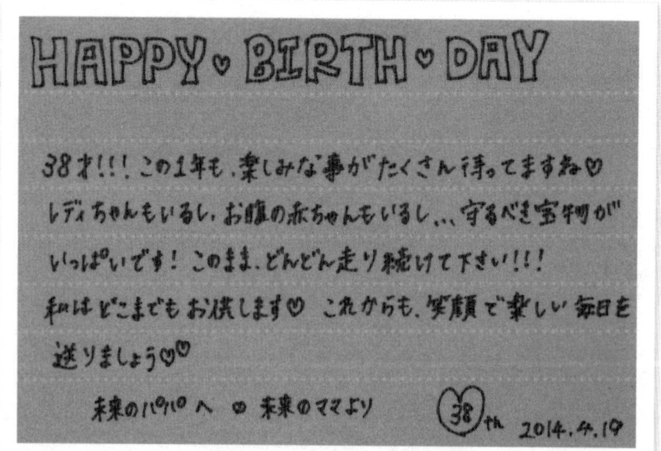
HAPPY♡BIRTH♡DAY
38才!!!この1年も、楽しみな事がたくさん待ってますね♡
レディちゃんもいるし、お腹の赤ちゃんもいるし…、守るべき宝物が
いっぱいです!このまま、どんどん走り続けて下さい!!!
私はどこまでもお供します♡ これからも、笑顔で楽しい毎日を
送りましょう♡♡
未来のパパへ ♡ 未来のママより
38th 2014.4.19

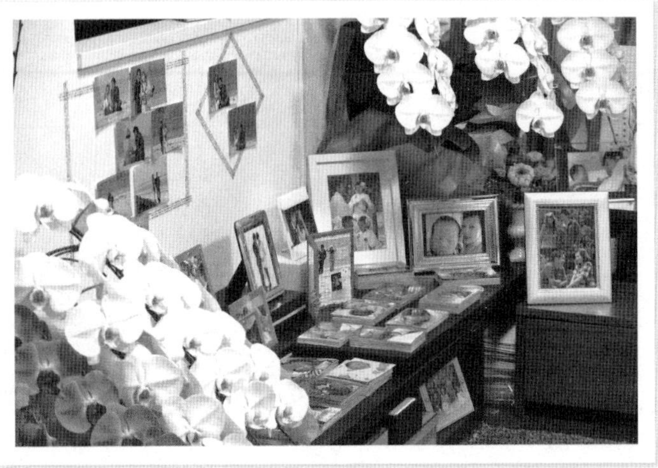

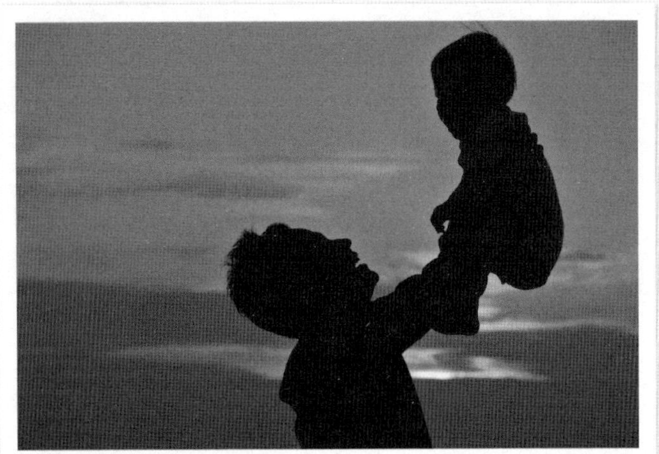

清水健
@shimizukendesu

右手推嬰兒車，左手牽著愛犬。
看日劇「某某妻」和「遺憾的丈夫」時，突然笑了出來。

和老婆一起看「遺憾的丈夫」時，兩人的笑點不一樣，害我有點傻眼（笑）。

那麼，明天也有「ten.」。下午 4 點 47 分，請大家準時收看！

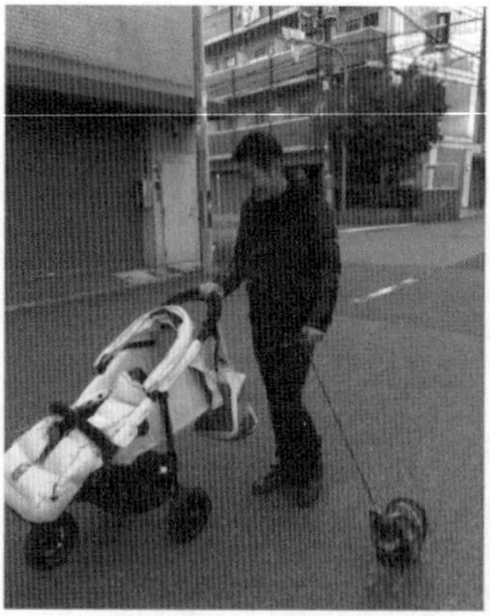

2015/01/26 23:42

清水健
@shimizukendesu

我真是一個好爸爸（笑）。
幫兒子洗完澡，清爽！

啥？現在是怎樣？
假裝自己是超級奶爸（笑）。

老婆看了應該會說「騙人～」，（笑）。

不過，我那時候，
真的在換尿布喔！

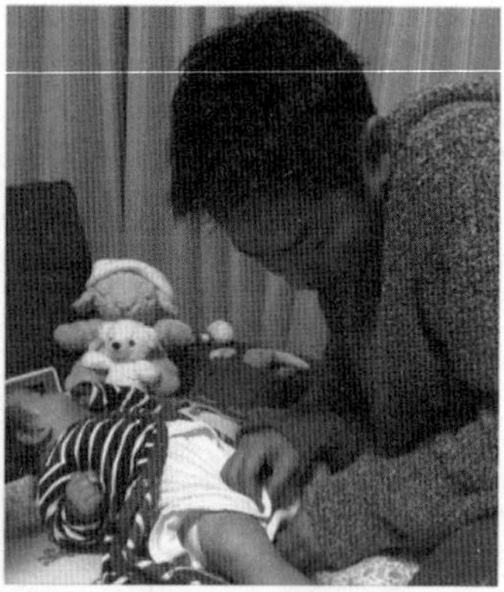

2015/01/19 22:33

清水健
@shimizukendesu

奈緒逝世後的第 5 次月命日。

今天第一次帶兒子去上嬰兒游泳課。謝謝所有和我們打招呼的人。

一步一步或許緩慢，
但一定會前進。
謝謝。

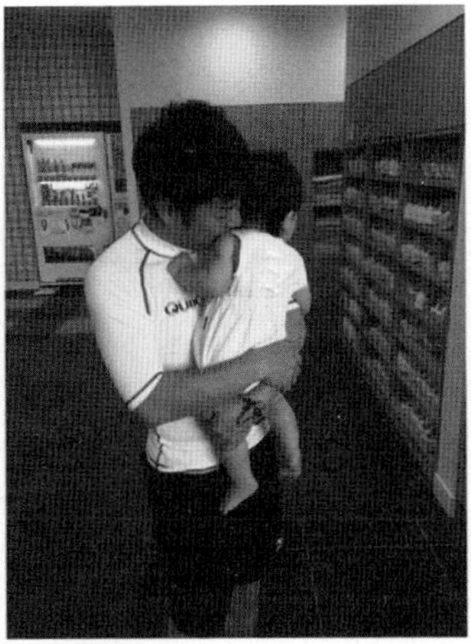

2015/07/11 17:11

清水健
@shimizukendesu

離乳食品→洗澡→喝牛奶→睡覺。

感覺不錯，滿順利的喔！但後來不曉得為什麼又張大眼睛。

然後，抱著哄他一個小時。
我兒子還真黏人啊（笑）。

「謝謝」。
明天繼續上「ten.」！

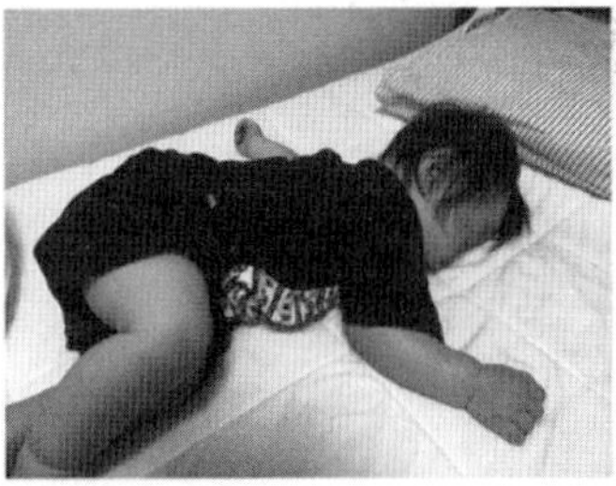

2015/06/09 23:10

112天的媽媽：謝謝妳，讓我們更勇敢的活著
112日間のママ

112天的媽媽 / 清水 健著；楊毓瑩譯. -- 初版. -- 新北市：木馬文化出版：遠足文化發行,
2019.02　面；　公分
譯自：112日間のママ
ISBN 978-986-359-620-2(平裝)
1.乳癌 2.病人 3.通俗作品
416.2352　　　107019941

作者	清水健
譯者	楊毓瑩
社長	陳蕙慧
副總編輯	李欣蓉
編輯	陳品潔
版面構成	Wan-yun Chen
封面設計	朱疋
行銷企畫	童敏瑋
讀書共和國集團社長	郭重興
發行人兼出版總監	曾大福
出版	木馬文化事業股份有限公司
發行	遠足文化事業股份有限公司
地址	231新北市新店區民權路108-3號8樓
電話	(02)2218-1417
傳真	(02)2218-0727
email	service@bookrep.com.tw
郵撥帳號	19588272木馬文化事業股份有限公司
客服專線	0800221029
法律顧問	華洋國際專利商標事務所　蘇文生律師
印刷	中原印刷股份有限公司
初版	2019年02月
定價	300元